L'intestin, notre deuxième cerveau

Pr Francisca Joly Gomez

L'intestin, notre deuxième cerveau

MARABOUT

Avertissement

En lisant ce livre, vous aurez peut-être l'impression que les symptômes décrits correspondent aux vôtres.

Prudence ! Cet ouvrage n'est pas un traité de médecine et aucun livre ne peut remplacer votre médecin ! Alors, en cas de doutes, de questionnements, n'hésitez pas à consulter.

Avec la collaboration de Fabienne Travers.
Illustrations de Sally Bornot, www.borsallyno.com

À la recherche d'une résonnance,
Pour Claire et Romain

SOMMAIRE

AVANT-PROPOS

Pourquoi ce livre

Gastro-entérologue et nutritionniste de par mon cursus, mon activité clinique et de recherche, je me suis spécialisée dans la prise en charge de maladies intestinales rares. Ces maladies dont on parle peu ou pas, ces maladies pour lesquelles la prise en charge est complexe, avec parfois plus d'interrogations que de réponses, m'obligent chaque jour à tenter de comprendre mais surtout à expliquer le fonctionnement de notre intestin et l'état actuel de la science. Car si nous voyons les progrès technologiques envahir notre quotidien, il est plus difficile pour chacun d'entre nous de nous rendre compte que des avancées en termes de connaissances médicales et scientifiques sont en train de changer de manière spectaculaire la face de la médecine.

LA MÉDECINE SE TROUVE À UN VÉRITABLE TOURNANT

Comme dans l'ensemble de notre vie, la technologie est omniprésente dans le champ médical. Grâce à ces progrès techniques, à des outils extrêmement performants, les diagnostics sont aujourd'hui plus précoces et plus précis. Et pour conforter une prise de décision, nous nous appuyons sur des données issues d'études publiées.

Cette médecine dite « factuelle », nommée par les Anglo-Saxons « *evidence-based medicine* », est fondée sur des « preuves ». Elle tient compte des données scientifiques connues à un instant *t*.

Cette médecine a pour but, entre autres, d'éviter qu'un médecin ne prescrive un traitement sur ses seules « impressions », et permet à chacun d'avoir accès aux soins de manière homogène, quels que soient le lieu ou le praticien qui les pratique. Il s'agit d'une médecine qui se veut de plus en plus technique, avec des termes difficiles à comprendre pour tout un chacun et une nécessité permanente pour le médecin de continuer de se former à des compétences ultra-spécialisées qui évoluent rapidement. Aussi, deux mondes progressent souvent de manière parallèle : d'un côté, le médecin « scientifique » ; de l'autre, le patient, qui s'informe comme il peut.

QUEL ACCÈS POUR QUELLES INFORMATIONS ?

Aujourd'hui, l'accès à l'information semble presque infini avec Internet. De plus, grâce aux différents médias, la santé fait l'objet d'une vulgarisation rendue nécessaire par les discours parfois trop abscons de médecins qui avaient tendance à se protéger derrière des termes complexes. Il existe ainsi de multiples émissions, magazines de « santé » et quotidiens qui renseignent régulièrement sur les toutes dernières innovations médicales. Nous sommes devenus consommateurs de ces informations qui nous permettent de mieux comprendre certaines affections, mais aussi tout simplement d'en savoir plus sur le fonctionnement de notre corps. Si nous sommes malades ou comptons dans notre entourage un malade, nous avons besoin de traduire les symptômes, de cerner la maladie, ses causes et ses conséquences, ainsi que les différents traitements possibles pour pouvoir accepter la prise en charge et mettre en place cette relation de confiance entre soignant et soigné, indispensable à tout projet de soins. Mais comment faire le tri entre toutes les informations disponibles ?

Lors de mes consultations, certains malades que je reçois pour la première fois ont déjà effectué leur propre analyse, posé un diagnostic et parfois même commencé un traitement ou un régime après avoir parcouru des sites ou des forums sur Internet. Si leur appréciation de la situation peut s'avérer juste, les erreurs restent, hélas, fréquentes et ont des conséquences plus ou moins importantes.

J'ai voulu par cet ouvrage expliquer l'activité et le rôle de l'intestin, cet organe qui permet, jour après jour, repas après repas, de transformer nos aliments pour assurer le fonctionnement de notre organisme.

Depuis quelques années, l'intestin occupe une place importante et se trouve au premier plan dans certaines maladies qui en semblent pourtant bien éloignées. Comment expliquer cela ?

L'intestin est un organe complexe qui comprend des centaines de millions de neurones ! Comme le cerveau, le tube digestif dispose de neurones connectés entre eux, qui émettent des signaux lui permettant de se contracter et donc de participer à la digestion. Depuis environ 10 ans, des chercheurs s'intéressent au côlon des personnes atteintes de la maladie de Parkinson ; d'autres s'interrogent sur l'action des bactéries présentes dans le tube digestif, qui pourraient jouer un rôle dans l'apparition de l'obésité. Un champ nouveau de recherches et d'applications cliniques s'ouvre à nous : notre intestin serait notre « deuxième cerveau ».

En écrivant cet ouvrage, j'ai voulu faire un point sur ce que nous savons réellement aujourd'hui du rôle de l'intestin dans les maladies intestinales, mais aussi dans des pathologies qui peuvent nous sembler plus éloignées, comme les allergies, certaines affections neurologiques… Et pourquoi parle-t-on de « deuxième cerveau » ? Et surtout, où en sommes-nous actuellement des applications cliniques, thérapeutiques ? Ces questions sont récurrentes au cours de mes consultations.

QUE TROUVEREZ-VOUS DANS CET OUVRAGE ?

Pour commencer, je vous propose un voyage dans notre tube digestif et ses principales fonctions pour mieux comprendre son rôle lorsque nous sommes en bonne santé.

Puis nous aborderons des maladies : certaines, très fréquentes, et d'autres, au contraire, dites « orphelines », afin d'appréhender l'importance de l'intestin dans ces diverses pathologies. Vous pourrez aussi découvrir des témoignages de médecins et de patients, car si notre vision de la maladie ou nos mots sont différents, je crois qu'il est essentiel de savoir se confronter les uns aux autres et de se comprendre pour pouvoir avancer ensemble.

Il est difficile d'écrire sur l'intestin sans évoquer la nutrition. De plus en plus, nous cherchons à prévenir l'apparition de dysfonctionnements. Aujourd'hui, nous avons à notre disposition des recommandations nutritionnelles visant à diminuer le risque de survenue de certaines maladies, notamment des cancers. Nous recevons au quotidien ces conseils. Alors que je préparais un repas, j'ai même entendu ma fille chantonner : « Ne mange pas trop gras, trop sucré, trop salé. » Vous trouverez donc une partie très pratique pour agir et prévenir, dans le but de mieux comprendre comment l'alimentation mais aussi notre hygiène de vie peuvent influer sur notre santé.

Des recettes simples à réaliser vous sont proposées, plus comme sources d'inspiration que comme dogmes à suivre, qui montrent comment appliquer et décliner les conseils diététiques en préparant nos repas et ceux de nos enfants.

Enfin, des informations pratiques sur les pré- et probiotiques, les alicaments, les compléments alimentaires et les micronutriments seront associées pour tenter d'y voir un peu plus clair sur tous ces termes et ces produits qui envahissent pharmacies, parapharmacies mais aussi supermarchés.

MÉDECINS ET MALADES, ENSEMBLE

Mon but est de vous apporter un éclairage le plus objectif et pédagogique possible sur l'intestin et sur son rôle essentiel en matière de santé. Je n'ai ni régime, ni programme, ni produits à vous proposer ou à vous vendre. Mais c'est avec une réelle humilité que je souhaite vous transmettre une sorte d'instantané d'une partie de nos connaissances en médecine. Si le praticien doit s'appuyer sur son expérience autant que sur les études scientifiques, il ne doit jamais oublier que la médecine est avant tout un humanisme. Et même si les avancées médicales connaissent des progrès majeurs dans de nombreux domaines, le médecin n'est pas un technicien, tout comme le malade n'est pas un consommateur de soins. Je suis persuadée, comme je le disais plus haut, que nous nous trouvons à un tournant de la médecine ; les relations médecins-malades, elles aussi, évoluent.

De tout temps, la connaissance a permis de progresser, d'agir, de lutter contre les dogmes établis. Alors, sachons tous être réceptifs aux nouveautés, aux changements, aux évolutions. Continuons à nous informer et à apprendre, tout en conservant notre sens critique, pour devenir les acteurs de notre propre santé mais aussi de celle de nos enfants.

1

Digestion, absorption : comment fonctionne l'intestin ?

DE LA BOUCHE À L'ANUS : LE PARCOURS DU BOL ALIMENTAIRE

Nous avons besoin de nourriture et d'eau afin d'alimenter en énergie toutes les fonctions complexes de notre corps. Mais pour utiliser ce carburant, cette énergie, nous devons séparer ce que nous mangeons et buvons en substances que notre organisme peut assimiler. Ainsi, la digestion fractionne la nourriture en parcelles plus petites, qui seront dissoutes dans les liquides de l'intestin, puis absorbées.

L'intestin nourrit toutes les autres cellules du corps et son fonctionnement a des conséquences sur lui mais aussi sur les autres organes.

La digestion

La digestion est un processus au cours duquel l'organisme transforme les aliments ingérés en nutriments pour qu'ils puissent ensuite être assimilés. La digestion est donc une fonction qui permet de dégrader les aliments en éléments simples qui, après absorption digestive, seront utilisés soit pour leur pouvoir énergétique soit comme composant de base dans la construction des cellules.

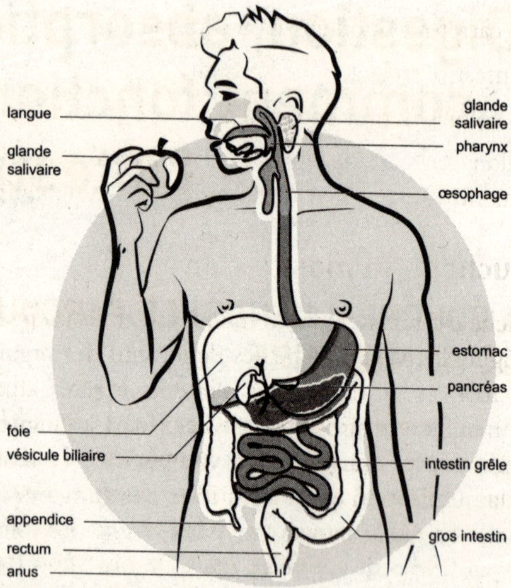

La digestion et l'absorption sont le résultat de différentes actions tout au long du tube digestif favorisant les transformations successives. Ces actions sont :

- mécaniques (mastication, motricité digestive) ;
- et chimiques (interactions enzymatiques, sécrétions digestives pour ajuster l'acidité et l'alcalinité).

Chaque portion du tube digestif a son propre rôle. L'appareil digestif comprend, de haut en bas, chez l'homme :

- la bouche ;
- les glandes salivaires ;
- l'œsophage ;
- l'estomac ;
- le carrefour duodéno-pancréatique ;
- l'intestin grêle ;
- le côlon, ou gros intestin.

Nous allons ici tenter de reprendre les principales fonctions à ces différents niveaux et suivre le cheminement du bol alimentaire.

La bouche et la mastication

La bouche est tapissée d'une muqueuse et contient les dents et la langue. Dans la bouche, les dents sont des organes durs, dont le rôle est de triturer les aliments ingérés afin d'assurer une meilleure assimilation de ceux-ci. La langue est une masse musculaire annexée à la cavité buccale. Sa mobilité lui permet la mastication et la déglutition des aliments, ainsi que la phonation lors du langage. Il existe 3 glandes salivaires :

- la parotide, en avant du conduit auditif externe et de l'angle de la mâchoire ;
- la sous-maxillaire, sous la langue ;
- la sublinguale, sous le plancher de la langue, en avant des sous-maxillaires.

La mastication joue un rôle essentiel dans la digestion par le travail mécanique des dents qui découpent et broient les aliments. La mastication garantit une action plus efficace des enzymes présentes dans les sucs digestifs. Ainsi, elle permet de rendre les aliments plus faciles à avaler, mais aussi de réaliser un mélange du bol alimentaire avec la salive.

La mastication, étape essentielle de l'alimentation

Nous devons apprendre à nos enfants à mastiquer, à prendre le temps de manger, sans avaler les aliments non correctement mâchés. Y a-t-il une durée optimale de mastication, une manière idéale de mastiquer ? Je ne crois pas que nous disposions de recommandations dans ce domaine, tellement la variabilité est importante entre les individus. Chacun doit prendre conscience de la nécessité de cette étape et apprendre à mastiquer en fonction de son état dentaire, mais aussi de la texture et du type d'aliments ingérés.

La salive contient des enzymes qui vont initier la digestion, notamment des amidons. Les amidons, qui font partie des sucres, vont être réduits en chaînes plus courtes. Lorsque nous mangeons un morceau de pain, l'amidon présent commence à être digéré par ces enzymes, à condition que la mastication soit suffisante. Le goût sucré que nous ressentons lors de la mastication lente du pain est lié à ce processus. Ainsi, un défaut de mastication lié à des douleurs dentaires, à un appareil dentaire non adapté, voire à l'absence de dents, peut avoir un retentissement direct sur la digestion avec l'apparition possible de douleurs abdominales et d'une sensation de digestion lente ou difficile, mais aussi diminuer l'assimilation des nutriments, voire des vitamines et des minéraux.

La commande de la sécrétion salivaire est un réflexe. Une stimulation bucco-linguale entraîne l'écoulement de salive, ce qui explique que nous ayons toujours de la salive dans la bouche. Le débit de salive peut atteindre 2 ml/minute ; ainsi, lors d'un repas de 30 minutes, les glandes salivaires produiront 60 ml de salive pour faciliter le mélange des aliments, la mastication et amorcer la digestion. Cette action salivaire débute dans la bouche, mais se prolonge après le passage de la bouche jusqu'à l'intérieur de l'estomac.

La déglutition et la traversée de l'œsophage

L'œsophage est une sorte de tube de 25 à 30 cm de long, qui va du cou à la cavité abdominale en passant par le thorax. C'est l'œsophage qui fait la connexion entre la bouche et l'estomac. La partie inférieure de l'œsophage comprend une sorte de renforcement musculaire dont l'une des fonctions est de s'opposer au reflux gastro-œsophagien. S'il est insuffisant, ce dispositif favorisera les remontées acides de l'estomac dans l'œsophage. La déglutition comporte un passage volontaire. En effet, les aliments rassemblés en bouchées sont poussés par la langue en arrière ; il existe ensuite une phase dite « réflexe », c'est-à-dire non contrôlée par la volonté : la respiration s'arrête, le larynx est obturé et la partie haute de l'œsophage s'ouvre, favorisant le passage des aliments sans risque de fausse route. Des contractions de l'œsophage autorisent la poursuite de la déglutition et permettent au bol alimentaire de progresser jusqu'à l'estomac. Si les aliments sont insuffisamment mâchés, la descente du bol alimentaire peut être douloureuse. La vitesse de propagation du bol alimentaire est rapide, de l'ordre de quelques secondes.

Au niveau de l'estomac

L'estomac ressemble à une poche en forme de J, située entre l'œsophage et l'intestin. Il mesure près de 25 cm de long, 10 à 12 cm de large et 8 à 9 cm de profondeur. Sa capacité est d'environ 1,5 litre.

Il a plusieurs fonctions :

- il sert de réservoir aux aliments arrivant lors de l'alimentation ;

- il régule le débit du bol alimentaire, permettant une sortie adaptée des aliments de l'estomac vers l'intestin grêle ;
- il malaxe le repas grâce au muscle gastrique qui, associé à la dilution des produits de sécrétion, synthétise un liquide digestif que l'on appelle « chyme » ;
- il sécrète un suc gastrique qui contient notamment de l'acide chlorhydrique dont les principales actions sont de « stériliser le bol alimentaire » par ses propriétés antibactériennes, de participer à la digestion des glucides et des protéines, et de modifier le fer alimentaire pour en favoriser l'absorption.

Ainsi, lorsque les nutriments arrivent au niveau de l'estomac, ils entrent en contact avec le suc gastrique (le liquide biologique produit par les glandes de la paroi de l'estomac, les glandes gastriques). L'estomac sécrète jusqu'à 3 litres de suc par jour. Cette sécrétion est liée à une stimulation nerveuse provenant du cerveau (via le nerf parasympathique) ; elle est ainsi influencée par les odeurs, la vue, la faim, la mastication mais aussi, bien sûr, le goût des aliments. Il suffit de passer devant une boulangerie pour que la vue ou l'odeur du pain chaud déclenchent la production de salive, mais aussi de suc gastrique ; notre organisme est prêt à jouer son rôle !

Comment le suc gastrique modifie-t-il la structure chimique du bol alimentaire ?

On l'a vu, le suc gastrique comprend de l'acide chlorhydrique et des enzymes qui vont participer à la digestion des protéines. La paroi de l'estomac est protégée contre sa propre acidité par un mucus et la sécrétion de bicarbonate, une sorte de gel qui la recouvre. Dans l'estomac, les aliments sont mélangés au suc gastrique, brassés et, au final, partiellement digérés.

Qu'en est-il de la vitesse d'évacuation des aliments ?

Selon la composition des aliments et l'état physiologique ou pathologique éventuel de la personne, la sortie, et notamment la vitesse de vidange gastrique du bol alimentaire, est variable. Ainsi, l'eau bue est très vite expulsée de l'estomac, alors que les aliments gras peuvent y rester plusieurs heures avant d'atteindre le duodénum, le début de l'intestin grêle. L'évacuation de l'estomac est régulée de manière complexe. Par exemple, les glucides s'évacuent plus vite que les protéines, qui elles-mêmes s'évacuent plus vite que les lipides. Ce sont les aliments gras qui passent les derniers. Plus le volume de liquide ingéré est important, et plus l'évacuation est rapide. L'évacuation gastrique dépend également de la température du bol alimentaire : ainsi, des aliments absorbés au cours du même repas, à température identique, s'évacuent plus rapidement que des aliments ingérés à des températures extrêmes, tantôt très chaudes, tantôt très froides. Cela explique pourquoi un repas très riche et notamment gras, avec des aliments très chauds, nous paraît moins digeste et s'accompagne d'une sensation d'évacuation gastrique difficile, par rapport à un repas consommé à température modérée, riche en glucides, avec une prise d'eau en petite quantité. Je comprends mieux pourquoi mes amis savoyards me conseillent de ne pas boire trop d'eau en mangeant une fondue au fromage…

La vitesse d'évacuation gastrique est donc très variable et dépend de nombreux facteurs ; selon le type d'aliments, elle peut prendre de 3 à 7 heures !

Le carrefour duodéno-bilio-pancréatique

Nous nous trouvons ensuite à un carrefour essentiel de l'absorption. L'estomac déverse lentement son contenu dans le duodénum, le début de l'intestin grêle. La bile synthétisée par le foie et le suc sécrété par le pancréas sont produits lors de chaque repas durant environ 3 heures et se déversent à ce niveau. Les lipides peuvent être alors digérés et transformés, pour donner notamment des particules de petite taille qui passent dans les vaisseaux sanguins de l'intestin.

EN RÉSUMÉ

La digestion consiste en la dégradation des aliments en des éléments simples qui pourront ainsi être absorbés au travers de l'intestin. C'est l'étape préalable indispensable à l'absorption intestinale.

L'absorption

Chez une personne en bonne santé, l'essentiel du travail d'absorption est effectif dans la première partie de l'intestin : l'absorption se fait donc essentiellement dans l'intestin grêle, alors que le phénomène de digestion débute dès qu'un aliment entre dans la bouche, au contact de la salive. L'absorption définit l'ensemble des mécanismes permettant aux nutriments de pénétrer naturellement dans l'organisme. Ainsi, les nutriments doivent traverser la paroi (une muqueuse) de l'intestin, dont la superficie totale est de 200 m^2 (!), pour passer dans le sang et le système lymphatique, afin d'être utilisés par l'organisme.

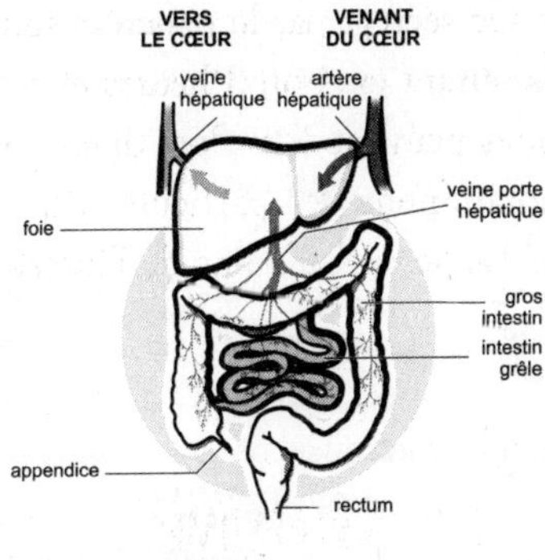

L'intestin grêle

L'intestin grêle mesure en moyenne 6 mètres, il débute du duodénum pour s'aboucher au côlon. Il s'agit d'un organe moteur : les nutriments en cours de digestion et d'absorption y sont propulsés et brassés, afin de favoriser le contact entre le bol alimentaire et la paroi de l'intestin.

L'intestin grêle est la région privilégiée de l'absorption. En effet, il permet d'absorber l'eau et les électrolytes (des sels comme le potassium et le sodium). Les électrolytes sont des éléments qui jouent un rôle majeur dans le bon fonctionnement de notre organisme en assurant notamment la transmission des influx nerveux.

Dans la partie initiale de l'intestin grêle – ou grêle proximal, appelé également « jéjunum » – sont absorbés les protéines, les lipides et les glucides. Le calcium, les vitamines solubles dans les lipides (vitamines liposolubles) et le fer sont absorbés dans cette même zone. Dans la partie terminale de l'intestin grêle – appelée « iléon » – sont absorbés principalement la vitamine B12 et les sels biliaires.

La surface de l'intestin grêle est considérable en raison des nombreux replis de la paroi qui la composent : ce sont les villosités. Les villosités sont bordées de cellules qui elles-mêmes comprennent à leur sommet des microvillosités, augmentant encore la surface d'absorption, c'est-à-dire la surface de contact entre les nutriments dans l'intestin et la paroi elle-même. Cette organisation permet aux vaisseaux sanguins et lymphatiques d'être proches des cellules absorbantes de la muqueuse et, par conséquent, de capter rapidement les nutriments afin de les transporter vers les différents organes, selon les besoins. Ainsi, tout ce qui est hydrosoluble est acheminé par voie sanguine vers le foie qui procède alors à la métabolisation ; ce qui n'est pas soluble (les lipides) emprunte la voie lymphatique et gagne la circulation générale sans transiter par le foie. Cette conformation anatomique facilite le passage dans le sang des nutriments et permet de répondre aux besoins de l'organisme pour assurer le bon fonctionnement de l'ensemble de nos cellules.

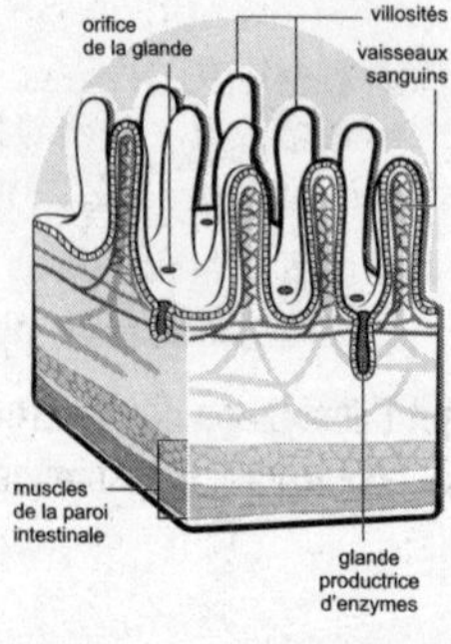

La capacité d'absorption intestinale quotidienne est très importante : plus de 6 litres d'eau et d'aliments sont ainsi absorbés chaque jour.

Chez l'adulte ayant une alimentation normale, les nutriments sont absorbés avec une efficacité remarquable : moins de 5 % des protéines, des lipides et des glucides absorbés sont excrétés dans les selles. Quels que soient le type d'alimentation et les apports nutritionnels selon l'origine sociale ou l'ethnie, l'absorption intestinale reste efficace. Ainsi, le tractus digestif (l'ensemble des organes qui constituent l'appareil digestif) est capable d'adapter ses mécanismes d'absorption selon la nature et la quantité des nutriments absorbés.

On distingue les macronutriments (glucides, lipides et protéines) des micronutriments (vitamines, oligoéléments, sels minéraux). Nous verrons plus loin (p. 43) leur rôle et leur mode d'absorption.

Le temps de transit des liquides dans l'intestin grêle est d'environ 4 heures, il est un peu plus long chez le sujet âgé.

Ce qui n'est pas assimilé par l'intestin grêle arrive au niveau du côlon. Ce dernier possède une capacité d'absorption des liquides qui diffère de celle de l'intestin grêle. Comme nous le verrons plus loin, il a une activité métabolique de fermentation et de putréfaction. Les résidus non absorbés seront finalement éliminés sous forme de matières fécales.

EN RÉSUMÉ

L'intestin grêle permet l'absorption des macronutriments (glucides, lipides et protéines) et nutriments (vitamines, oligoéléments et sels minéraux).

Le côlon

Le côlon, ou gros intestin, mesure entre 80 et 150 cm. Il finalise la digestion en modifiant et en concentrant le contenu provenant de l'intestin grêle. Le côlon peut ainsi absorber l'eau et des électrolytes comme le sodium. Il « déshydrate », en quelque sorte, le contenu déversé par l'intestin grêle et permet d'espacer les défécations. De fait, sur les 1 500 ml de résidus entrant chaque jour dans le gros intestin, la quantité moyenne de selles formées évacuées est d'environ 150 grammes. Cette déshydratation débute dans la première partie du côlon, où les contractions sont importantes. Puis, le contenu fécal continue sa progression jusqu'à son extrémité terminale.

Si la paroi même du côlon, contrairement au reste du tube digestif, ne possède pas d'enzymes capables de participer à l'assimilation des résidus non absorbés par l'intestin grêle, la digestion est néanmoins possible. En effet, les bactéries présentes dans le côlon (le microbiote) peuvent fermenter des nutriments non absorbés par l'intestin grêle. Les glucides non digérés par le grêle, comme les amidons insuffisamment cuits ou les celluloses des végétaux, sont ainsi fermentés par le microbiote. Ces réactions entraînent la formation de produits de dégradation tels que des gaz (CO_2, hydrogènes) et des acides gras volatils (comme le butyrate), qui, eux-mêmes, peuvent être récupérés sous forme d'énergie pour l'organisme. Dans la partie terminale du côlon, il existe une fonction de putréfaction par le microbiote devenu capable de digérer des résidus protidiques. Là encore, les bactéries produisent des éléments eux-mêmes utilisables par le côlon ou pouvant passer dans la circulation générale. Certains produits de l'alimentation (comme les fibres) ne peuvent être transformés par les bactéries du côlon, ils se retrouvent alors non digérés dans les selles.

Que nous le voulions ou pas, les gaz, ou flatulences, sont les témoins de la fonction physiologique du côlon : chacun d'entre nous a une activité de fermentation colique et produit des gaz dont le volume peut aller de 0,5 à 1,5 litre par jour.

Le temps de transit du côlon est long : il dure en moyenne 40 heures !

LE B.A.BA DE L'ALIMENTATION : L'EAU ET LES NUTRIMENTS

Nous venons de suivre le long parcours du contenu alimentaire, de la bouche à l'anus. Les transformations sont multiples, nous allons maintenant voir comment l'organisme absorbe les principaux constituants de l'alimentation. Mais pour commencer, qu'appelle-t-on « nutriments » ? Et quelles sont leurs principales fonctions ?

Les nutriments sont des substances simples que l'on peut caractériser sur un plan chimique et que l'on trouve dans les aliments. Omnivore, l'alimentation de l'homme est d'origine végétale, animale et minérale. On se nourrit pour vivre mais aussi pour permettre la croissance et la reproduction.

Pour simplifier, on peut classer les nutriments en 3 grands groupes :

1. l'eau ;
2. les micronutriments, qui régulent le métabolisme : minéraux, vitamines et oligoéléments ;
3. les macronutriments, ou nutriments énergétiques, qui fournissent les calories et donc l'énergie : glucides, lipides et protéines.

1. L'eau

Nous savons tous combien l'eau est essentielle à la vie. Nous sommes constitués jusqu'à 60 % d'eau. Il en existe 3 sources :

- L'eau de constitution des aliments, qui est très variable selon l'aliment considéré. Si une tomate contient plus de 90 % d'eau, le pain, lui, n'en renferme que 35 % environ.
- L'eau de combustion, produite par notre organisme lors de différentes réactions chimiques (jusqu'à 300 ml par jour), comme l'oxydation du glucose, qui entraîne la libération d'énergie et de molécules d'eau.
- L'eau des boissons, qui varie beaucoup d'un individu à l'autre (en moyenne 1 l par jour).

L'absorption de l'eau

Les besoins quotidiens sont variables selon l'âge, le poids, l'activité, la température de l'individu. Ainsi, pour un homme adulte de 60 kg, les besoins en eau sont d'environ 3 litres par jour : ils sont couverts par l'eau bue, bien sûr, mais aussi par celle contenue dans les aliments solides, sans oublier la production endogène secondaire à la digestion des aliments.

On évalue à 8 à 10 litres la quantité totale de liquide que transporte le tube digestif chaque jour en situation normale. Ce chiffre est la somme des sécrétions produites par les différents organes du tube digestif : salive, sécrétions gastriques et eau consommée (bue et contenue dans les aliments ingérés).

Amusons-nous à suivre l'évolution de l'eau au travers du tube digestif durant 24 heures, selon une progression scindée en 7 étapes : la bouche, l'œsophage et l'estomac, le carrefour biliopancréatique, le duodénum, l'intestin grêle, le côlon et l'excrétion finale sous forme de selles.

Admettons qu'un adulte boive 1,5 litre au cours d'une journée. Il faut y ajouter les sécrétions salivaires : de 0,7 à 1 litre par jour. Ainsi, au niveau de l'estomac, arrivent 2 à 2,5 litres, auxquels on peut additionner les sécrétions gastriques : 1,5 à 3,5 litres. Après l'émission des sécrétions bilio-pancréatiques dans l'appareil digestif, le volume est de 6 à 10 litres par jour dans la partie initiale de l'intestin grêle. Interviennent ensuite les phénomènes d'absorption, qui commencent dès le duodénum avec la récupération de 1 à 3 litres. Puis, tout au long de l'intestin grêle, ce phénomène d'absorption de l'eau se poursuit : 1,5 litre parviennent au niveau du côlon. Comme nous l'avons vu précédemment, le côlon finit par « déshydrater » le contenu fécal pour excréter environ 100 ml d'eau par jour dans les fèces.

L'absorption de l'eau se fait donc essentiellement dans l'intestin grêle, associée ou non à d'autres nutriments, et se termine dans le côlon.

2. Les micronutriments (sels minéraux, oligoéléments et vitamines)

Les minéraux sont présents à des taux variables dans l'organisme, mais sont fournis en proportion suffisante grâce à une alimentation variée et équilibrée. Ils assurent de nombreuses fonctions vitales.

On distingue :

- Les sels minéraux (macroéléments), en grande quantité dans l'organisme : ce sont le sodium, le potassium, le calcium, le phosphore, le magnésium, le chlore, le soufre et le fer.
- Les oligoéléments (éléments dits « en traces »), qui entrent en proportions infinitésimales dans la composition de l'organisme : ce sont le zinc, le fluor, le cuivre,

l'iode, le manganèse, le cobalt, le sélénium, le vanadium, le molybdène et le chrome. D'autres oligoéléments, comme l'aluminium, l'argent, l'arsenic, le lithium ou le brome, sont moins essentiels.

- Les vitamines, substances organiques sans valeur énergétique propre, que l'homme ne synthétise pas ou en quantité insuffisante. Elles doivent donc être fournies par l'alimentation.

Ces différents types de nutriments ne produisent pas d'énergie, contrairement aux protides, aux lipides et aux glucides. Indispensables à notre organisme, ils n'en sont pas moins toxiques et dangereux pour la santé en cas d'apport excessif. Il convient donc de faire attention aux supplémentations, notamment via les compléments alimentaires.

Les sels minéraux

Si les apports minimaux nécessaires pour éviter certaines carences sont connus, il convient de souligner que les besoins en sels minéraux peuvent varier en fonction de l'âge, du sexe et de l'hygiène de vie (alimentation, sport, tabagisme, etc.). Nous allons évoquer ici le rôle de certains de ces éléments essentiels, ceux uniquement dont les carences sont fréquentes ou qui ont des conséquences cliniques importantes.

Le fer

Ce sel minéral a de nombreuses fonctions vitales : il est en particulier utilisé pour la synthèse de l'hémoglobine qui permet le transport de l'oxygène aux différents tissus. Mais il peut devenir toxique lorsqu'il se dépose en grande quantité dans ces tissus.

Les apports en fer sont le plus souvent largement suffisants dans une alimentation diversifiée. Le fer provient majoritairement des légumes et des viandes. Mais certains aliments sont particulièrement riches en fer : le foie, le chocolat, les légumes secs, le persil et les huîtres.

L'apport quotidien en fer varie de 10 à 20 mg selon l'âge et le sexe. Les besoins à couvrir par l'alimentation sont faibles, car le fer issu de la destruction des vieux globules rouges permet de reconstituer un nouveau stock. Les besoins visent donc à compenser les pertes. On évalue les besoins en fer, en situation normale, à 1 ou 2 mg par jour pour les hommes, tandis que les femmes ont des exigences 3 fois supérieures, du fait des menstruations.

Les besoins en fer sont accrus dans 3 grandes situations :

- lors de la croissance (du nourrisson à l'adolescence) ;
- chez la femme enceinte et lors de l'allaitement ;
- en cas de pertes sanguines conséquentes (par exemple, lors de règles abondantes).

L'absorption du fer a lieu principalement dans le duodénum (la partie supérieure de l'intestin grêle), mais seuls 5 à 10 % du fer parvenant à l'intestin sont absorbés.

Bon à savoir : l'assimilation du fer est meilleure quand l'aliment en contenant est associé avec un aliment riche en vitamine C (par exemple, un agrume). *A contrario*, la prise de thé ou de café en fin de repas peut limiter son absorption.

Les signes principaux de carence en fer sont : fatigue, anémie, baisse des aptitudes physiques et intellectuelles, pâleur de la peau, ongles et cheveux fragilisés, essoufflement à l'effort…

Le sélénium

Le rôle du sélénium est particulièrement connu dans la réponse immunitaire, à travers ses propriétés antioxydantes. Ainsi, chez des patients présentant une infection virale chronique, comme l'hépatite B ou le VIH, un taux de sélénium bas dans le sang aurait un impact négatif sur la maladie. Le sélénium intervient également dans le fonctionnement général, notamment musculaire, cardiaque et thyroïdien.

L'apport en sélénium dépend de la teneur en ce minéral du sol sur lequel l'aliment a été produit ou cultivé. Cette teneur varie beaucoup selon les zones géographiques. Ainsi, dans certaines régions d'Asie pauvres en sélénium, on constate des carences avec des signes cliniques parfois graves, comme des troubles cardiaques ou neuromusculaires.

L'apport nutritionnel conseillé (ANC) en sélénium est de 70 microgrammes (µg) par jour. On trouve le sélénium dans les fruits de mer, les rognons, les noix.

Vous pouvez vous reporter au tableau ci-après : il résume les principales fonctions, les apports recommandés, les conséquences des déficiences et les méthodes analytiques permettant le diagnostic des carences de 4 minéraux.

Les vitamines

Les vitamines sont des substances organiques indispensables à l'organisme, mais l'homme ne les fabrique pas toujours, ou bien en quantité insuffisante. Au cours des siècles derniers, des observations médicales ont rapporté le rôle de certaines substances chimiques présentes dans l'alimentation, dont la disparition pouvait entraîner des symptômes réversibles lors de la reprise d'une alimentation diversifiée. Les vitamines sont sans valeur énergétique propre, mais sont essentielles à la vie. En cas de manque lié à un faible apport ou à une absorption déficiente de l'intestin, des signes de carence apparaissent plus ou moins lentement, selon l'état des réserves de l'organisme.

Comme pour les autres nutriments, les apports nutritionnels conseillés (ANC) sont établis de façon à couvrir les besoins de 97,5 % d'une population saine. En présence d'une maladie, les besoins en vitamines sont mal connus. Ainsi, il faut tenir compte de l'éventualité d'un accroissement des besoins lors d'une pathologie sous-jacente, mais aussi de certaines conditions physiologiques comme la croissance, la grossesse, l'allaitement. Les ANC varient donc en fonction de l'âge, du sexe, de l'existence d'une maladie, etc.

Les vitamines sont absorbées dans l'intestin grêle. Les carences pures sont rares, mais plusieurs déficits vitaminiques peuvent s'associer, notamment lorsqu'un état de dénutrition s'est installé. On identifie 13 vitamines : les vitamines A, D, E, K, B1, B2, B3 ou PP, B5, B6, B8 ou H, B9, B12 et C. Elles sont habituellement classées en 2 grands groupes :

- Les vitamines liposolubles, c'est-à-dire solubles dans les lipides. Il s'agit des vitamines A, D, E et K.
- Les autres vitamines, hydrosolubles, c'est-à-dire solubles dans l'eau. Du fait de leur solubilité, elles sont donc susceptibles d'être éliminées dans l'eau de cuisson lorsque les aliments sont bouillis.

Les vitamines ont des fonctions multiples et variées. Dans les pays industrialisés, les carences en vitamines sont extrêmement rares, car l'alimentation habituelle apporte de manière suffisante ces substances, en qualité mais aussi en quantité. Néanmoins, en cas d'absorption intestinale partielle, d'apport insatisfaisant ou de besoins en vitamines accrus, des troubles peuvent apparaître. Il existe des groupes dits « à risque », comme les personnes qui bénéficient d'un ensoleillement insuffisant, notamment pour fabriquer de la vitamine D. De même, les fumeurs ont des besoins majorés en certaines vitamines, comme la vitamine C. Ou encore, une consommation d'alcool importante augmente les besoins en vitamines du groupe B. Par ailleurs, la prise de certains médicaments peut interagir avec l'absorption de certaines vitamines et créer des carences.

Fonctions, apports conseillés (ANC), conséquences des carences de 4 minéraux

	DÉFICIT CLINIQUE	VALEUR DE RÉFÉRENCE (résultat biologique)
FER Transport d'oxygène Immunité Métabolisme musculaire	Asthénie, anémie Retard de croissance	10-27mmol/l
CUIVRE Antioxydant Transfert d'électrons Synthèse collagène, myéline, catécholamines Immunité cellulaire	Anémie Arythmies cardiaques Neutropénie (manque de globules blancs) Déminéralisation osseuse, troubles neurologiques	15-25 µmol/l
ZINC Métabolisme de la synthèse des protéines Immunité Antioxydant	Agueusie (absence du sens du goût), Apathie Alopécie (perte de cheveux) Éruption cutanée Diarrhée Déficit de la vision Diminution de l'immunité Retard de cicatrisation Troubles endocriniens	10-21 µmol/l
SÉLÉNIUM Antioxydant Métabolisme thyroïdien	Cardiomyopathie Hypothyroïdie Troubles musculaires Anomalies squelettiques Modifications des cheveux et des ongles	0,8-2,6 µmol/l

ANC adultes	Pathologies aiguës pour lesquelles les besoins sont accrus	Où le trouver dans l'alimentation ?
10 mg	Anémie	Coquillages, foie et abats, boudin noir, jaunes d'œufs, cacao, légumes secs, fruits secs, viandes, poissons et crustacés
1,5-3 mg	Grands brûlés Fistules digestives	Foie, coquillages, crustacés, légumes secs, champignons, fruits oléagineux, poissons, légumes verts, fruits frais
15 mg	Diarrhée Fistules digestives Insuffisance rénale – dialyse Grands brûlés Insuffisance hépatique Polytraumatisme	Huîtres, viandes et abats, poissons, coquillages, crustacés, jaunes d'œufs, volailles
70 µg	Insuffisance rénale – dialyse Défaillance pulmonaire en réanimation Grands brûlés Polytraumatisme Infections	Céréales complètes, viandes, volailles, poissons

Aussi, gare aux déficits vitaminiques chez les personnes ayant une diététique très déséquilibrée ou suivant un régime fortement restrictif, notamment lors des périodes de besoins accrus ; par exemple, un régime restrictif chez un adolescent peut entraîner des carences significatives.
Vous trouverez ci-après quelques exemples de vitamines, décrites avec leur site d'absorption et leurs principales fonctions. Certaines sont bien connues, comme la vitamine D, d'autres moins, qui pourtant sont essentielles. Nous allons commencer par les 4 vitamines dites « liposolubles ».

La vitamine D

Il existe plusieurs formes de vitamine D : les formes prédominantes des précurseurs de la vitamine D active sont la vitamine D2, ou ergocalciférol, majoritairement présente dans les végétaux, et la vitamine D3, ou cholécalciférol, présente dans les produits d'origine animale. La vitamine D3 est synthétisée dans la peau sous l'effet des rayonnements UV. Cette synthèse n'étant cependant pas suffisante pour couvrir les besoins, en particulier lors des faibles expositions solaires, un apport alimentaire est primordial.
La principale fonction physiologique de la vitamine D est la régulation du métabolisme phosphocalcique, indispensable à la croissance et au maintien de la structure osseuse en permettant l'utilisation du calcium et du phosphore présents dans le sang. Un manque d'apport ou une malabsorption peuvent conduire à une carence en vitamine D. Les manifestations cliniques de cette carence sont un défaut de minéralisation osseuse pouvant entraîner un rachitisme chez l'enfant et une ostéomalacie chez l'adulte. Cette dernière se traduit par des douleurs musculaires et osseuses et par des altérations de la structure de l'os qui peuvent aboutir à des déformations, à des fissures, voire à des fractures de fatigue.

La vitamine D a d'autres fonctions essentielles : elle intervient, par exemple, sur le système immunitaire. Elle fait l'objet depuis quelques années d'une attention particulière, car il s'agit probablement de la seule vitamine pour laquelle une carence significative existe de manière importante au sein de notre population. Or, elle semble avoir des implications majeures dans de nombreuses pathologies. Ainsi, elle joue un grand rôle dans l'absorption du calcium et du phosphore dans l'intestin, participant de ce fait à la formation osseuse et à la prévention de la destruction osseuse (un déficit en vitamine D peut aggraver une ostéoporose), mais elle intervient aussi dans les processus de réparation cellulaire. Sa carence pourrait favoriser certains cancers, notamment digestifs, et même certaines maladies cardio-vasculaires.

La vitamine D semble également avoir un rôle positif sur l'immunité avec, par exemple, une réduction de la grippe saisonnière en l'absence de carence.

Où la trouver ?

On trouve la vitamine D dans les huiles de foie de poissons, les poissons gras, le jaune d'œuf, le beurre et le lait.

Quels sont les besoins ?

Les spécialistes semblent s'accorder pour dire que les ANC ne paraissent pas suffisants en termes de santé publique. Mais là encore, inutile de se jeter sur des supplémentations sauvages, car à forte dose, la vitamine D comporte une réelle toxicité, occasionnant notamment de l'hypertension artérielle, une insuffisance rénale, de l'hypercalcémie. Les groupes dits « plus à risque » de carence sont :

- les personnes âgées ;
- les personnes obèses – la vitamine D resterait stockée dans la masse grasse ;

- les personnes bénéficiant d'une exposition faible au soleil ou ayant une pigmentation de la peau foncée.

La vitamine A

Le terme de vitamine A recouvre plusieurs composés naturels dont le principal représentant est le rétinol. Les précurseurs de la vitamine A que l'on retrouve dans l'alimentation humaine sont majoritairement le bêta-carotène, l'alpha-carotène et la bêta-cryptoxanthine. La vitamine A est stockée dans le foie, en quantité proportionnelle aux apports alimentaires. Elle est absorbée dans l'intestin grêle avec les lipides. Ses besoins sont de l'ordre de 750 à 1 200 µg par jour.

La vitamine A joue un rôle essentiel dans la vision, en permettant la formation des pigments de la rétine nécessaires à l'adaptation de l'acuité visuelle lorsque la lumière s'atténue.

Les premiers signes de carence en vitamine A sont une difficulté à voir avec une sensation de diminution de la vision en fin de journée, c'est-à-dire une perte de la vision crépusculaire. Dans certains pays, notamment en Afrique, la carence en vitamine A est une des principales causes de cécité, surtout chez l'enfant.

On sait par ailleurs que la vitamine A remplit d'autres fonctions essentielles dans le renouvellement des cellules de la peau et aide à lutter contre les infections.

Les besoins en vitamine A sont variables selon l'âge et le sexe. Ils semblent plus élevés chez les sujets qui fument ou qui sont soumis à une forte pollution de l'environnement.

Où la trouver ?

- Dans les aliments d'origine animale : foie, jaune d'œuf, beurre…

- Dans les poissons gras (c'est-à-dire qui contiennent plus de 10 % de matières grasses) : hareng, maquereau, omble, murène, anguille, alose.
- Dans les poissons semi-gras (qui renferment entre 2 et 10 % de matières grasses) : bar, espadon, mulet, roussette, saumon, sardine, truite saumonée, turbot, raie, rascasse, thon rouge.
- Dans certains légumes, sous forme de provitamine (précurseurs alpha- et bêta-carotènes).

Mais attention : la vitamine A en excès peut être toxique. Les intoxications sont souvent liées à des apports trop importants de vitamine A sous forme de compléments. Les symptômes peuvent aller des nausées à des troubles musculaires graves. La prise de polyvitamines, de compléments nutritionnels, doit donc être parfaitement contrôlée sous peine de mauvaises surprises…

La vitamine E

L'absorption de la vitamine E est étroitement liée à la digestion et à l'assimilation des lipides. Le rôle essentiel de la vitamine E est son pouvoir antioxydant : elle permet de protéger le fonctionnement des cellules de l'organisme en luttant contre leur oxydation.

On compte 8 vitamines E, qui nécessitent la présence de lipides pour être absorbées dans l'intestin grêle.

La vitamine E pourrait jouer un rôle préventif dans la survenue de certaines affections cardio-vasculaires et également dans la maladie de Parkinson. Ces relations doivent encore être confirmées. Des carences significatives symptomatiques ont été décrites au cours de certaines pathologies de l'intestin grêle responsables d'une malabsorption sévère. Des carences liées à un manque d'apport ne semblent pas observées.

Où la trouver ?

On la trouve essentiellement dans les huiles végétales (arachide), les germes de céréales ainsi que le beurre, le foie, les œufs et certains végétaux (salades, choux, épinards).

La vitamine K

Le terme de vitamine K regroupe la vitamine K1, ou phylloquinone, d'origine végétale, et la vitamine K2, fabriquée au niveau intestinal par les bactéries de l'intestin. La synthèse de la vitamine K2 doit être complétée par un apport alimentaire, car celle sécrétée couvre seulement 50 % des besoins quotidiens en vitamine K.

La vitamine K intervient essentiellement dans la formation de protéines impliquées dans le processus de coagulation sanguine. Les besoins en vitamine K sont heureusement très faibles et la carence d'apport est rarissime.

Où la trouver ?

On trouve la vitamine K1 dans les épinards, les choux, le foie, la viande.

La vitamine B12 ou cobalamine

La vitamine B12 joue un rôle essentiel dans la fabrication des globules rouges et dans le maintien en bon état du système nerveux. La carence se manifeste par une fatigue, une anémie et peut aller jusqu'à des troubles neurologiques.

Plusieurs maladies du tube digestif peuvent être responsables d'un déficit en cobalamine : ainsi, une affection de l'estomac nécessitant par exemple une gastrectomie (ablation de l'estomac) peut entraîner une carence. Une carence peut aussi être favorisée par la présence de parasites (bothriocéphale) consommateurs de cette vitamine, et surtout par un régime végétalien, sans oublier certains médicaments, comme une prise d'antibiotiques de façon prolongée, qui peuvent conduire à un défaut d'absorption de la vitamine B12.

L'apport quotidien moyen d'un Occidental en cobalamine se situe entre 10 et 20 µg, alors que les besoins de l'organisme sont de 1 µg. Le foie en emmagasine environ 5 mg. Il existe donc des réserves importantes au niveau hépatique, expliquant qu'un déficit en cobalamine puisse prendre plusieurs années à se manifester cliniquement. Pour que cette vitamine soit absorbée, de nombreuses étapes sont nécessaires :

- la vitamine B12 nécessite l'action de l'acide chlorhydrique de l'estomac ;
- la vitamine B12 doit se lier à une protéine dans l'estomac pour être protégée de l'action des bactéries lors de la traversée de l'intestin grêle ;
- la vitamine B12 arrivant au niveau de la partie terminale de l'intestin grêle se sépare de sa protéine « porteuse » avant d'être absorbée et de passer dans la circulation sanguine.

Où la trouver ?

Les sources sont animales : foie, rognons, poissons gras.

Les carences en vitamine B12 sont favorisées par des maladies de l'estomac (manque d'acide chlorhydrique et de protéine porteuse) et par une quantité trop importante de bactéries dans l'intestin (pullulation), qui consomment la vitamine B12. Si une maladie atteint la partie terminale de l'intestin grêle, cette vitamine ne pourra alors être absorbée. Aussi, toute chirurgie emportant soit l'estomac (gastrectomie) soit la partie terminale de l'intestin grêle nécessite une supplémentation systématique en vitamine B12.

L'acide folique ou vitamine B9

Les folates alimentaires, ou sels d'acide folique, sont synthétisés par les bactéries et les plantes. La proportion de folates alimentaires disponibles sur le plan nutritif n'est que de 25 à 50 %. L'apport quotidien recommandé est de 0,4 mg. Les réserves de l'organisme en folates n'étant que de 3 mg, une absorption insuffisante liée, par exemple, à une maladie de l'intestin grêle, peut les épuiser en 1 mois seulement. Or, cette vitamine joue un rôle essentiel dans la croissance et la division des cellules. Le premier signe de carence en acide folique est une anémie, qui se traduit par un déficit en globules rouges. Les folates participent au métabolisme de certaines vitamines, comme la vitamine C et la vitamine B12. Il convient d'être prudent, car la carence en vitamine B12 peut entraîner la même présentation clinique et biologique que la carence en folates, et un traitement par acide folique peut masquer les anomalies hématologiques d'une carence en vitamine B12 sans prévenir l'évolution des troubles neurologiques liée à cette dernière. C'est pour cette raison que l'on doit toujours écarter une carence en vitamine B12 avant de traiter une anémie par de l'acide folique. Les besoins sont plus élevés chez les femmes enceintes, car le développement neurologique du fœtus nécessite de grandes quantités d'acide folique.

Où la trouver ?

Dans les légumes verts et les légumes secs, les bananes, le foie, les abats, les œufs.

La vitamine C

La vitamine C, ou acide ascorbique, est soluble dans l'eau. Elle est connue depuis très longtemps, car sa carence se traduit par l'apparition d'un scorbut. Cette maladie, largement observée chez les marins qui présentaient des signes de carence tels que des hémorragies, des déchaussements des dents, des atteintes des gencives, pouvait conduire à la mort. Dès le XVIIIe siècle, on conseilla aux marins d'emporter des fruits, notamment des oranges et des citrons, avec eux à bord.

La vitamine C entre en jeu dans de nombreuses fonctions métaboliques de l'organisme, elle protège notamment la paroi des vaisseaux. Elle préserve aussi les cellules de l'oxydation, elle intervient dans la synthèse des protéines aidant au soutien (os, cartilage, collagène), elle facilite l'absorption du fer et joue un rôle positif dans les défenses immunitaires.

Pour éviter une carence, un faible apport suffit : 10 mg de vitamine C par jour. Néanmoins, chez les populations à risque comme les fumeurs, les besoins sont plus élevés. La vitamine C est facilement absorbée par l'intestin grêle, mais il faut savoir qu'elle est sensible à la chaleur. Ainsi, la cuisson peut réduire de façon très importante la teneur en vitamine C des aliments.

Où la trouver ?

On la trouve essentiellement dans les végétaux : fruits frais, salades, crudités, légumes verts.

Vous trouverez ci-après un tableau récapitulant les principales fonctions des vitamines et les apports recommandés.

Fonctions, apports nutritionnels conseillés (ANC), conséquences des carences des principales vitamines

Vitamines	Unités	Rôles physiologiques
Vitamine A Rétinol	Équivalent rétinol (ER)	Vision, croissance, régulation et expression du génome, immunité
Vitamine D Ergocalciférol (D2) Cholécalciférol (D3)	1UI : 0,025 µg de D2 ou D3	Métabolisme phosphocalcique Différenciation des cellules immunitaires
Vitamine E α-, β-, δ-, γ-tocophérols	1UI : 1 mg di-α-tocophérol	Antioxydant
Vitamine K Phylloquinone (K1) Ménaquinone (K2)	µg de phylloquinone	Coagulation Métabolisme osseux
Vitamine B1 Thiamine	mg de chlorhydrate de thiamine	Métabolisme glucidique Conduction de l'influx nerveux
Vitamine PP Niacine	Équivalent niacine 1 EN = 1 mg d'acide nicotinique	Catabolisme des glucides et des lipides
Vitamine B6 3 formes et dérivés convertis en pyridoxal 5-phosphate (PLP)	mg de chlorhydrate de pyridoxine	Coenzyme dans la synthèse et la dégradation des protéines
Vitamine B12 Cobalamine	µg de cyanocobalamine	Synthèse de l'ADN, des acides gras Production d'énergie
Vitamine C Acide ascorbique Acide déhydroascorbique	mg d'acide ascorbique	Formation des tissus de soutien Antioxydant
Vitamine B9 Dihydrofolate Tétrahydrofolate	µg d'acide folique	Production du matériel génétique et des acides aminés nécessaires à la croissance cellulaire Rôle en cours de grossesse pour le développement neurologique embryonnaire

Signes possibles en cas de carences	Apports, origines alimentaires	ANC (par jour)
Troubles de la vision nocturne Signes cutanés	Huile de foie de morue, foie de veau, beurre, carottes	800 ER
Ostéomalacie : défaut de minéralisation osseuse (fissures, fractures)	Poissons gras, foie, matières grasses Voie endogène : dans l'épiderme par photolyse (70 %)	3-5 µg
Troubles neurologiques	Huiles végétales, oléagineux, légumes verts	12 mg
Syndrome hémorragique	Choux, persil, épinards, salades Voie endogène : synthèse par des bactéries	0,1-1 µg/kg
Insuffisance cardiaque Troubles neurologiques	Viande (porc), poissons, levure, abats	1,5 mg
Dermatose, diarrhée	Viandes, poissons, céréales, champignons	18 mg
	Levure, produits animaux, céréales	2,2 mg
Troubles hématologiques Neuropathie	Produits animaux	3 µg
Scorbut : ecchymoses, déchaussement des dents, hémorragie des muqueuses	Fruits et légumes	80 mg
Anémie Spina-bifida : défaut de fermeture du tube neural	Pain complet, levure, foie, légumes verts	300 µg

3. Les macronutriments (glucides, lipides, protéines)

Il existe 3 macronutriments dont l'absorption permet d'apporter l'énergie nécessaire pour vivre, grandir et lutter contre les agressions : les glucides, les lipides et les protéines. Nous allons voir ici comment ils sont absorbés au travers du tube digestif.

L'absorption des glucides

Les glucides, ou carbohydrates, sont les sucres et les substances apparentées, comme l'amidon et les fibres. Ils doivent représenter 50 à 55 % de notre ration énergétique totale. Les glucides sont transformés en énergie utilisée par l'organisme, en particulier par le cerveau : un adulte consomme en moyenne 180 g de glucides par jour, dont 140 g uniquement pour le cerveau ! Un gramme de glucide délivre 4 kilocalories (kcal).

Les glucides ont un rôle énergétique majeur. Ils peuvent apporter rapidement des calories aux tissus qui en ont besoin. Ainsi, les glucides absorbés par l'intestin grêle arrivent au niveau du foie sous forme de glucose. Une partie de ce glucose pourra être stockée sous forme de glycogène qui, si nécessaire, pourra être de nouveau transformé en glucose pour être utilisé. Ces différentes voies sont essentielles quand on sait que le cerveau ne peut tirer parti que du glucose.

Les grandes sources de glucides alimentaires comprennent le sucre dérivé du lait (lactose), contenu dans les cellules des fruits et des légumes (fructose, glucose, saccharose) ou purifié à partir de la betterave (saccharose, le sucre de table).

Il existe d'autres grandes sources de glucides. En effet, environ la moitié des glucides digestibles (assimilables) sont dérivés de l'amidon présent dans les céréales et les légumineuses. L'amidon est constitué de longues chaînes de molécules de glucose. Celles-ci sont rapidement digérées et absorbées par l'organisme, au niveau de l'intestin grêle, sous forme de glucose. Néanmoins, certains amidons ne sont pas assimilables par l'intestin grêle ; on parle alors d'« amidons résistants ». Cet amidon qui parvient intact dans le côlon est considéré comme une forme de fibre alimentaire ; on le trouve par exemple dans les graines ou les légumineuses, ou bien dans les grains entiers (non broyés). Il peut aussi s'agir d'un amidon présent naturellement sous forme de gros grains, par exemple dans les pommes de terre crues, les bananes vertes ou le maïs.

Ainsi, les glucides subissent une dégradation à tous les étages du tube digestif avec notamment l'action des enzymes contenues dans la salive et dans le suc pancréatique. Puis, dans l'intestin grêle, d'autres enzymes achèvent la digestion de certains glucides. Par exemple, la lactase est une enzyme dont la fonction essentielle est de permettre la dissociation du lactose en deux molécules (glucose et galactose), ce qui rend possible son assimilation. Les différentes actions de ces enzymes conduisent à la production de formes de glucides plus simples, qui pourront être absorbées au niveau de l'intestin grêle par le biais de transporteurs ciblés.

Comme nous l'avons dit, tous les glucides ne peuvent être digérés : soit leur forme reste trop volumineuse (pour certains amidons), soit la présence de fibres végétales les rend non accessibles à l'action des enzymes, auquel cas ces fibres seront fermentées par les bactéries du côlon. Cette fermentation entraîne la production d'acides gras qui vont être utilisés dans le côlon ou traverser sa muqueuse. Elle a surtout comme intérêt de « nourrir » la flore du côlon. Certaines fibres alimentaires (non assimilables) ne pourront néanmoins être dégradées par les bactéries du côlon : elles auront une fonction de « lest » et d'accélérateur du transit intestinal.

C'est ainsi qu'on retrouve ces fibres de manière naturelle dans les selles.

Aujourd'hui, en Europe, 10 à 15 g de fibres alimentaires sont consommées par personne et par jour. La quantité de fibres dans les légumes et les fruits varie considérablement en fonction de l'âge et de la maturité de ces aliments. Les apports nutritionnels conseillés sont de 25 à 30 g par jour pour les adultes. Pour les enfants, il faut ajouter à l'âge de l'enfant 5 g de fibres, soit pour un enfant de 7 ans, 7 + 5 = 12 g de fibres par jour.

L'intolérance au lactose

Nous avons considéré les différentes étapes nécessaires à l'absorption des glucides. Nous pouvons ainsi mieux comprendre les symptômes associés à l'intolérance au lactose. En effet, l'intolérance au lactose se manifeste cliniquement par des douleurs abdominales, un ballonnement, une diarrhée volontiers acide. Ces manifestations sont liées à la fermentation dans le côlon du lactose non absorbé dans l'intestin grêle du fait d'un déficit d'action d'une enzyme appelée « lactase », qui se trouve au niveau de la paroi de l'intestin grêle et permet de « découper » le lactose en glucides de petite taille. Si les symptômes sont parfois très invalidants, avec l'apparition de gaz douloureux lors d'une alimentation riche en lactose, cette intolérance n'entraîne pas de conséquences sur l'intestin même. Un régime sans lactose peut être indiqué en cas de signes cliniques invalidants faisant suspecter une telle intolérance. Il convient néanmoins de savoir que la lactase n'est plus fabriquée par l'organisme après l'âge du sevrage et que l'intensité des troubles dépend de la quantité de lactose ingérée. Comme le lait est l'unique source de lactose dans l'alimentation, le supprimer du régime alimentaire est un traitement efficace. Il n'existe pas à ce jour de traitement ayant démontré une réelle efficacité, en dehors de cette diététique.

L'absorption des protéines

On aime souvent à dire que les protéines sont les « briques » de l'organisme. Elles sont en effet indispensables à la constitution des cellules : elles permettent de synthétiser les muscles, les os, les cheveux, les ongles, la peau, ou encore certaines hormones, les enzymes et les anticorps qui nous protègent des infections. Elles participent donc à la croissance, mais aussi à la reproduction. Elles ont pour but essentiel de « construire » ; cependant, les protéines seules ne peuvent agir efficacement. Aussi, dans toute alimentation, l'équilibre entre les 3 macronutriments (glucides-lipides-protéines) doit être respecté.

Les protéines alimentaires sont une source potentielle d'énergie : leur digestion puis leur absorption sous forme d'acides aminés fournit de l'énergie en quantité équivalente à celle apportée par les glucides ; 1 g fournit 4 kcal environ. Mais l'énergie produite par les protéines n'est pas comptabilisée dans l'apport énergétique total de la journée, car elle sert essentiellement à la synthèse de tout le matériel nécessaire au fonctionnement des cellules de l'organisme.

L'apport énergétique dû aux protéines alimentaires représente 10 à 15 % de l'énergie totale de notre alimentation. En moyenne, un adulte ayant une alimentation de type occidental consomme environ 70 g de protéines par jour, alors qu'en Asie et en Afrique la prise alimentaire journalière de protéines est inférieure à 50 g. Une portion de 70 g de protéines apporte environ l'équivalent de 280 calories.

Les besoins en protéines sont très variables selon l'âge et la situation (sujet malade ou non malade). À l'âge adulte, les protéines ingérées sont surtout du matériau de remplacement, contrairement à la période de croissance où les besoins sont beaucoup plus élevés.

Chez l'adulte, l'absorption des protéines découpées en éléments simples (acides aminés) lors du processus de digestion se fait au niveau des villosités des cellules qui tapissent l'intestin grêle, du duodénum jusqu'à sa partie terminale. Un autre système de transport est également nécessaire pour faire passer les acides aminés depuis l'intestin grêle vers la circulation avant que le foie ne les redistribue à l'ensemble de l'organisme. Ainsi, si au niveau du duodénum passent plus de 100 g par jour de protéines, au final moins de 9 g sont retrouvés dans les selles.

L'absorption des lipides

Les lipides représentent le nutriment à la plus forte valeur énergétique. En effet, ils sont une excellente source d'énergie, car ils apportent 9 kcal pour 1 g. Ils jouent par ailleurs un rôle essentiel au sein de l'organisme en participant à la structure et à la fonction des membranes cellulaires (hormones, vitamines, transport, réserve…). Ils sont par définition hydrophobes, c'est-à-dire non solubles dans l'eau.

Les lipides ont donc :

- Un rôle énergétique. Ils permettent de fournir de l'énergie par le biais de leur capacité de stockage. Ainsi, nous possédons une réserve lipidique sous forme de tissu adipeux qui peut constituer jusqu'à plus de 80 000 calories !
- Un rôle essentiel de constitution. Les membranes des cellules ont par exemple une structure riche en lipides. Ils représentent également plus de 70 % de la substance blanche du cerveau.
- Un rôle de précurseurs métaboliques, permettant la formation de structures biologiques comme les hormones, les vitamines liposolubles… Les lipides sont indispensables pour transporter les vitamines liposolubles (A, D, E et K).

- Enfin, les lipides donnent aux aliments une texture onctueuse et accentuent leurs qualités gustatives.

Environ 40 % des apports énergétiques chez l'adulte sont fournis par les lipides. L'alimentation procure en moyenne 80 g de lipides par jour : 2/3 sont dérivés de graisses animales, 1/3 de graisses végétales. Les lipides sont présents dans l'huile, le beurre, le gras, quelques viandes, poissons et fromages, etc. La plupart des lipides alimentaires sont constitués de triglycérides.

La digestion des lipides commence dès l'absorption au niveau de la bouche avec un effet limité, car il n'existe pas d'activité enzymatique dédiée à cette fonction ; mais grâce à la mastication et à la présence de protéines, la digestion peut être initiée. Au niveau de l'estomac, le brassage est poursuivi et une enzyme agit pour cliver une partie des triglycérides. Un repas riche en lipides entraîne ainsi un ralentissement de la vidange de l'estomac avec, de manière concomitante, une augmentation de la fabrication de liquide gastrique, expliquant la sensation de pesanteur ressentie après l'ingestion. Mais l'essentiel de la digestion des lipides se produit à hauteur de l'intestin grêle. Les triglycérides vont être décomposés par l'action conjuguée d'enzymes pancréatiques et de sels biliaires produits par le foie. Il en résulte la libération d'acides gras qui, une fois modifiés par un processus complexe, traversent la paroi intestinale pour être recomposés en triglycérides, puis exportés en dehors de l'intestin vers le système lymphatique sous une forme complexée (chylomicrons). Ces complexes vont rejoindre les organes afin de libérer leur contenu : au niveau musculaire pour apporter de l'énergie ou au niveau du tissu adipeux sous forme de réserve. L'absorption des lipides se fait donc essentiellement dans la première moitié de l'intestin grêle.

Quelques mots sur les acides gras : en clair, faut-il se supplémenter en oméga-3 ?

Certains acides gras ne peuvent être fabriqués par l'organisme et ne se trouvent que dans l'alimentation. Ils sont appelés les acides gras « essentiels ».

À partir de ces acides gras, l'organisme fabrique d'autres composés lipidiques et différentes substances qui interviennent dans des fonctions biologiques indispensables, comme la coagulation du sang, l'inflammation, l'immunité… Les acides gras dits « oméga-3 » et « oméga-6 » font partie de ces acides gras essentiels. Nous avons tous entendu parler un jour ou vu sur les étals de notre supermarché des produits vantant l'intérêt des acides gras oméga-3. Qu'en est-il ?

Des travaux ont montré qu'un taux élevé d'acides gras oméga-6 par rapport au taux d'acides gras oméga-3 pouvait être délétère pour la santé avec notamment une augmentation du risque d'apparition de maladies, cardio-vasculaires entre autres.

Aujourd'hui, il est recommandé d'avoir un apport d'oméga-6 qui soit au maximum 5 fois plus élevé que le taux d'oméga-3. Or en Europe, le rapport est de 10 fois plus…

Un apport suffisant en acides gras oméga-3, mais surtout un rapport oméga-6/oméga-3 moins élevé, permettrait d'agir bénéfiquement sur :

- des aspects cardio-vasculaires ;
- la prévention de certaines maladies neurologiques.

Le point sur les omégas

L'Anses (ex-Affsa) a réuni un groupe d'experts composé de cliniciens et de chercheurs pour statuer sur l'intérêt nutritionnel des acides gras oméga-3.

Les conclusions des professionnels sont qu'en France :

- les apports en acides gras oméga-3 sont certainement insuffisants, puisque la consommation moyenne de produits marins au sein de la population est proche de 35 g/jour/personne ;
- le rapport acides gras oméga-6/acides gras oméga-3, actuellement aux alentours de 10, est déséquilibré (on recommande un rapport de 5).

Devant cette insuffisance, il semble important de promouvoir une augmentation des apports via la promotion des aliments qui en contiennent naturellement. Ainsi, on peut accroître sa consommation d'acides gras oméga-3 en suivant certaines consignes :

1. Consommer davantage d'huiles naturellement riches en oméga-3 : huile de colza, huile de soja, mélanges d'huiles ou margarine enrichie.

2. Consommer davantage de poissons – la consommation moyenne actuelle est encore trop basse. Une consommation de poisson au moins 1 à 2 fois par semaine serait nécessaire.

3. Privilégier des animaux d'élevage pour enrichir les produits de consommation courante : par exemple, si on modifie l'alimentation de la poule, on pourra obtenir des œufs naturellement enrichis en oméga-3.

4. Enrichir en acides gras oméga-3 des produits manufacturés : là aussi, on peut ajouter des oméga-3 sous forme de microcapsules ou d'huiles dans certains aliments (poudres de lait concentré, huiles d'assaisonnement, jus de fruits...).

Le groupe de travail a montré que les mesures hygiéno-diététiques de prévention cardio-vasculaire ne reposent pas sur un seul nutriment, mais bien sur un ensemble de mesures. L'activité physique, l'arrêt du tabac, le traitement des facteurs cardio-vasculaires comme la correction d'une hypertension artérielle, restent évidemment indispensables !

De plus, si les travaux montrent un bénéfice cardio-vasculaire lors de l'augmentation de la ration en acides gras oméga-3, il n'est pas indispensable de consommer des produits « enrichis » ou des « compléments nutritionnels spécifiques ». En effet, une consommation suffisante de poisson fournit une excellente source d'acides gras oméga-3, sans enrichissement préalable, dont le bénéfice sur le plan cardio-vasculaire a été démontré. Aussi, la consommation de poisson au moins 2 fois par semaine est recommandée. Sans oublier les huiles riches en acides gras oméga-3 (par exemple l'huile de colza), qui constituent également un bon moyen de rééquilibrer les apports en ces substances.

LE CÔLON, BIEN PLUS QU'UN RÉSERVOIR DE RÉSIDUS NON ABSORBÉS...

Si, comme nous venons de l'exposer, l'intestin grêle joue un rôle majeur dans l'absorption des nutriments, des vitamines, des minéraux et de l'eau, le côlon n'est pas pour autant un simple réservoir stockant les résidus non absorbés et non utilisables.

Avant que le chyme (c'est ainsi que l'on appelle le bol alimentaire transformé par les enzymes du suc gastrique) atteigne le côlon, presque tous les nutriments et environ 90 % de l'eau ont déjà été absorbés au niveau de l'intestin grêle.

Le côlon absorbe 400 à 1 000 ml de fluides par jour. Diverses espèces de bactéries (l'ensemble de ces micro-organismes vivant dans l'intestin est le microbiote, appelé anciennement « flore intestinale ») colonisent le côlon, où elles vivent en harmonie, quand tout se passe bien, avec le corps humain dont elles sont les hôtes. Le microbiote intestinal est caractérisé par son abondance (environ 100 000 milliards de micro-organismes, soit au moins deux fois plus que le nombre moyen de cellules de l'organisme !) et sa diversité. Ce microbiote fermente certaines fibres, produisant alors des acides gras de type acétate, propionate et butyrate, à leur tour utilisés comme nourriture par les cellules du côlon, mais aussi comme énergie pour l'ensemble de l'organisme.
Nous allons détailler plus loin l'importance de ce microbiote qui a fait l'objet de découvertes extraordinaires au cours de la dernière décennie.

2

Pourquoi dit-on que l'intestin est notre deuxième cerveau ?

UN « DEUXIÈME CERVEAU DANS LE VENTRE »

L'intestin est cet organe qui permet, chaque jour, de transformer nos aliments en « carburant » et en éléments vitaux pour le fonctionnement de notre organisme. Depuis longtemps, nous connaissons le rôle de « barrière » de l'intestin à l'égard d'agents potentiellement pathogènes. Mais depuis quelques années, il semble prendre une place plus importante et apparaît même au premier plan dans certaines maladies qui se montrent, à première vue, bien éloignées de cet organe. Des chercheurs s'intéressent au côlon des malades atteints de la maladie de Parkinson, d'autres s'interrogent sur le rôle des bactéries composant le microbiote (l'ensemble des bactéries que le corps humain contient) comme accélératrices potentielles de l'obésité. Un champ nouveau de recherches et d'applications cliniques est en train de s'ouvrir. On parle même d'un « deuxième cerveau dans le ventre ».

L'intestin est doté d'un système nerveux autonome

Comme nous l'avons vu dans le chapitre précédent, les nutriments ingérés transitent tout le long du tube digestif durant la digestion et l'absorption.

L'intestin est un organe moteur, il est composé de muscles et d'un système nerveux qui contrôle ses mouvements et ses sécrétions. Nous sentons régulièrement le travail de notre tube digestif, parfois de manière douloureuse. Mais le plus souvent, ce travail se fait sans que nous nous en rendions compte.

Notre tube digestif permet l'assimilation des nutriments au travers d'une surface considérable, souvent comparée à la taille d'un terrain de tennis, tout en faisant le tri entre les éléments assimilables et non assimilables qui finiront par être éliminés dans les selles. Tout en fonctionnant, le côlon, et notamment les bactéries qu'il contient, se nourrit des éléments non absorbés par l'intestin grêle, qui y transitent.

Ces processus complexes nécessitent un chef d'orchestre pour coordonner les mouvements, les contractions, les sécrétions et les transformations. Il s'agit du système nerveux de l'intestin, qui a la particularité d'être autonome. En effet, l'intestin est doté d'un système nerveux entérique (SNE) regroupant l'ensemble des neurones du tube digestif. Plus de 100 millions de neurones sont concentrés et connectés entre eux dans la paroi du tube digestif, formant deux réseaux appelés « plexus ». L'intestin se présente ainsi comme une sorte de tuyau par lequel transitent les nutriments et les sécrétions digestives. Il s'agit d'un organe creux, par distinction avec les organes pleins, comme le rein ou le foie. On appelle « lumière intestinale » la cavité du tube digestif. Les nutriments passent dans la lumière intestinale, où la digestion débute. Les deux plexus forment une sorte de manchon circulaire et se superposent dans la paroi du tube digestif. Ils ont chacun leur fonction :

- Le plexus sous-muqueux, ou plexus de Meissner, est situé entre les fibres musculaires de la partie la plus proche de la lumière intestinale. Ce réseau joue un rôle essentiel dans le contrôle des sécrétions dans la lumière intestinale, et participe directement aux mécanismes de digestion.
- Le plexus myentérique d'Auerbach, situé entre les fibres circulaires plus profondes, est le réseau qui régule la motricité de l'intestin et donc le transit.

Neurones, connexions, réseaux… Nous commençons à comprendre que ce système puisse être comparé au cerveau, mais allons plus loin. Ces réseaux de neurones forment un système dit « autonome », car les cellules intestinales permettent aux muscles de l'intestin de se contracter, sans contrôle volontaire cérébral. Ainsi, un morceau d'intestin isolé qui serait placé dans un liquide de survie se contracterait régulièrement… Le système nerveux intestinal joue donc un rôle de coordination et de modulation de l'activité motrice grâce à l'existence de ces plexus. S'il est autonome, il n'en reste pas moins connecté à notre système nerveux central et donc à notre cerveau. Nous le vivons quotidiennement avec plus ou moins d'à-propos : qui n'a jamais eu un besoin irrépressible d'aller aux toilettes avant un contrôle ou un rendez-vous important ? Comme si l'anxiété et le cerveau se liguaient contre le tube digestif…

L'intestin peut-il envoyer des messages au cerveau ?

Nous imaginons bien une connexion étrange entre le cerveau et l'intestin, mais comment se fait-elle et se fait-elle dans les deux sens ? En d'autres termes, l'intestin est-il capable, du fait de ses millions de neurones, d'envoyer des messages au cerveau, voire d'influer sur son activité ? Pour répondre à ces questions, nous allons tenter d'approcher de manière plus fine l'intérieur de notre ventre.

Les neurones qui tapissent notre tube digestif naissent de la même zone embryonnaire que les neurones du système nerveux central. Puis, très rapidement pendant la gestation, ces cellules nerveuses migrent pour atteindre les différentes parties du tube digestif, lui-même en cours de formation. Comme les neurones du système nerveux central, les neurones intestinaux vont s'organiser et s'interconnecter en réseaux indépendants. Les premiers mouvements intestinaux se voient dès la sixième semaine embryonnaire ! On comprend qu'un incident survenant à ce stade du développement puisse avoir des répercussions majeures sur l'intestin et la vie « neurologique » à venir. Un exemple de maladie témoignant des conséquences de l'absence ou de l'insuffisance de ces plexus dans l'intestin lors du développement de l'embryon est la maladie de Hirschsprung. Cette maladie, rare, dont nous traiterons dans le chapitre 4, est liée au déficit partiel ou total de ces relais nerveux dans l'intestin, depuis l'anus jusqu'à une hauteur variable de tube digestif. La gravité de la maladie dépend de la longueur intestinale atteinte et se traduit par une constipation sévère ou une occlusion intestinale. Cette anomalie est le résultat de l'absence de développement congénital des cellules neurologiques intestinales, le plus souvent couplée à plusieurs mutations génétiques : la transmission des informations nécessaires à la régulation motrice ne se fait pas correctement, le transit est donc ralenti, voire paralysé, dès la naissance.

Si nous comprenons que ce système nerveux est essentiel pour que le tube digestif se contracte, comment le système nerveux central communique-t-il avec lui ?

Il existe une communication entre le système nerveux central et le système nerveux intestinal par le nerf vague, dit « parasympathique ». Ce nerf naît dans une petite zone du cerveau et est constitué de fibres nerveuses qui vont quitter le cerveau pour gagner de nombreux organes. Ainsi, le nerf parasympathique fait le lien entre le cerveau et l'intestin en atteignant les différents segments du tube digestif. Par ses multiples branches et ramifications, des terminaisons nerveuses aboutissent également à certaines parties du cœur, de la trachée, de la thyroïde. Le nerf parasympathique met alors en circulation des informations motrices, sensitives et sensorielles. Une stimulation du nerf vague entraîne la production d'un neurotransmetteur, l'acétylcholine, qui a des conséquences presque immédiates sur l'intestin, avec notamment une accélération du transit, une augmentation des sécrétions intestinales, mais aussi un ralentissement du rythme cardiaque.

Pour résumer, les fibres parasympathiques sont en connexion avec les neurones intestinaux à hauteur des plexus. L'innervation par le nerf vague, au niveau intestinal, a les rôles suivants :

- la relaxation de l'estomac pour le préparer avant la réception des aliments ;
- la fréquence des contractions de l'estomac ;
- les sécrétions intestinales, et notamment gastriques.

Mais il existe aussi une branche qui va des organes comme l'intestin jusqu'au cerveau et permet une « communication retour » entre le tube digestif et le cerveau, support de la « viscérosensibilité ». Le tube digestif possède de nombreux neurones assurant cette viscérosensibilité et près de 80 % des fibres vagales sont des fibres dites « sensitives ». Ainsi, on comprend mieux comment une distension abdominale, liée par exemple à des gaz produits lors de la fermentation colique, peut être douloureuse. En effet, les neurones sensitifs agissent

comme des récepteurs mécaniques à la distension, mais peuvent être aussi des récepteurs thermiques ou chimiques.
Le principal rôle du système nerveux entérique (SNE) semble donc d'assurer la contraction intestinale et, du même coup, la motricité de l'intestin. Ce rôle est essentiel, car le système nerveux doit permettre la coordination de la contraction des deux couches musculaires de l'intestin, dans le sens oral-aboral (c'est-à-dire de la bouche vers l'anus) lors de l'alimentation. Ainsi, lorsqu'il existe une stimulation de l'intestin, comme le passage d'un morceau de pain en cours de digestion dans le tube digestif, on peut observer une contraction de l'intestin au-dessus de la stimulation et, au contraire, une inhibition musculaire en dessous, ceci permettant le passage ou la progression de ce stimulus dans le sens de la progression physiologique.

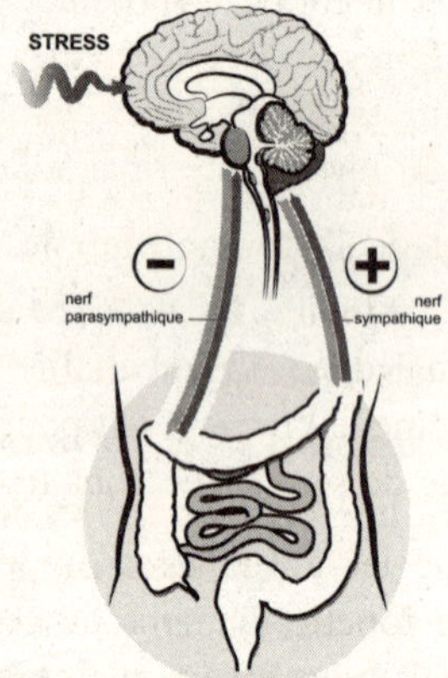

Quand les neurones envoient des messages

Les neurones stimulés libèrent des « neuromédiateurs » qui ont une action locale immédiate, transmise grâce aux connexions entre les neurones. Les principaux neuromédiateurs sont l'acétylcholine, la sérotonine et le VIP, mais il en existe beaucoup d'autres. Ces neuromédiateurs sont libérés au contact de plusieurs cibles : les neurones, les cellules de la paroi intestinale et le muscle intestinal. Certains de ces neuromédiateurs sont connus depuis longtemps pour agir sur le contrôle de l'appétit, les troubles de l'humeur comme la dépression, le sommeil et certaines maladies neurologiques. Ainsi, les neurologues s'intéressent de longue date à ces neuromédiateurs qui agissent comme des hormones. Par exemple, la sérotonine est un neurotransmetteur connu pour jouer un rôle essentiel dans le fonctionnement du cerveau. Elle est impliquée dans la régulation de nombreuses fonctions comme les comportements alimentaires et sexuels, le cycle veille-sommeil, la modulation de la température, la douleur, l'anxiété et le contrôle moteur.

Les neuropsychiatres s'intéressent eux aussi depuis de très nombreuses années au rôle de ces neuromédiateurs qui pourraient être impliqués dans certaines formes de dépressions et de comportements agressifs : une concentration trop faible de sérotonine dans le système nerveux central serait un facteur de risque de ces maladies. Ainsi, certains traitements largement prescrits, comme le Prozac®, ont pour mode d'action de moduler la quantité de sérotonine dans le cerveau.

On comprend que les psychiatres ou les neurologues se concentrent sur le fonctionnement de ces neurotransmetteurs cérébraux, mais nous savons maintenant que l'intestin est capable lui aussi de produire ces neurotransmetteurs ; pour certaines d'entre elles, le tube digestif devient même la source potentielle majoritaire : en effet, l'intestin synthétise probablement plus de 90 % de la sérotonine fabriquée par l'organisme ! À présent, il est temps de tenter de comprendre les interactions possibles entre le système nerveux central et le système nerveux entérique qui ont tant de points communs.

La sérotonine a des fonctions spécifiques au niveau intestinal, elle agit sur le contrôle de la motricité, mais est aussi capable de stimuler les défenses immunitaires de l'intestin. Avec sa machinerie constituée de neurones, de neuromédiateurs, de réseaux, de connexions, de muscles et de cellules fonctionnelles, l'intestin devient un « cerveau » à part entière, relié à notre cerveau. Ce constat conduit les chercheurs et les cliniciens à étudier l'intestin non plus pour sa seule fonction de digestion et d'absorption, mais dans un rôle plus large et plus ouvert sur l'ensemble de notre organisme. Des revues médicales de neuro-gastro-entérologie sont publiées et une spécialité devient une réalité : la « neuro-gastro-entérologie ». Médecins et chercheurs s'unissent pour tenter de mieux comprendre le fonctionnement précis de ces neurones et de ces neuromédiateurs au niveau de l'intestin, mais aussi des implications locales et à distance. Mieux comprendre l'activité des plexus intestinaux permettrait de trouver des cibles thérapeutiques pour les affections neurologiques de l'intestin, les troubles du transit allant de la constipation simple aux pathologies plus rares, comme la maladie de Hirschsprung. Avoir une meilleure connaissance des sécrétions des neurotransmetteurs au niveau de l'intestin pourrait favoriser une action plus spécifique sur des maladies intestinales.

Si nous allons plus loin, si nous tenons compte de ce lien étroit entre nos « deux cerveaux », comment ne pas penser que nos chercheurs ne s'intéresseraient pas à l'origine possiblement intestinale de maladies dites « neurologiques » ? Et si certaines affections que nous considérons comme non intestinales pouvaient bénéficier de traitements dont la cible serait l'intestin ? Pour faire simple, traiter l'intestin ne pourrait-il pas devenir le moyen d'intervenir sur certaines maladies plus générales, voire neurologiques ?

S'agit-il de science-fiction ? Je me souviens d'un film sorti en 1987, *L'Aventure intérieure*, de Joe Dante : un aviateur un peu fou, Tuck Pendleton, devient le cobaye d'une expérience scientifique. Enfermé dans une capsule, il est miniaturisé et explore l'organisme humain. J'avais été fascinée par la possibilité d'une vision de l'intérieur sans nécessité d'intervention. Être au plus près des organes ! Tout cela me paraissait de l'ordre de l'irréel… Pourtant, quelque temps plus tard, dans les années 2000, ce procédé a été mis au point et est maintenant disponible en routine. Il s'agit de la capsule vidéo-endoscopique, sorte d'appareil photo numérique de la taille d'une grosse gélule. Une fois avalée, cette capsule permet de réaliser un « film » de notre intestin grêle avant d'être expulsée par l'anus.

LE MICROBIOTE, « STAR » À PART ENTIÈRE

On le voit, les progrès techniques en matière d'exploration fonctionnelle de l'intestin sont considérables et ne cessent de s'étendre. Quant à la recherche fondamentale, elle a, elle aussi, apporté beaucoup de réponses et de nouvelles perspectives du fait de ces avancées majeures. Si nos questionnements peuvent paraître un peu irréalistes, voire fous, c'est que nous nous trouvons probablement à un tournant crucial de la médecine, avec des possibilités qui pourraient en partie modifier notre conception et le traitement de certaines maladies. Alors, comme Tuck Pendleton dans sa minicapsule intérieure, soyons prêts à changer la vision que nous avons de notre corps et à remettre en cause certains acquis.

Il n'est bien sûr pas ici question de dresser un chapitre exhaustif de toutes les découvertes faites récemment au niveau de l'intestin. Retenons-en une, un sujet qui fait l'objet de toutes nos attentions depuis quelques années : le microbiote.

Ces bactéries qui colonisent le tube digestif pourraient en effet être le chaînon manquant qui régulerait notamment les liens entre nos « deux cerveaux » et le reste de l'organisme. Mais qu'est-ce que le microbiote ? Pourquoi lui porte-t-on tant d'intérêt ? Quel est son rôle ? Et que peut-on en attendre ?

Le microbiote, que nous appelions il y a peu « flore intestinale », constitue l'ensemble des micro-organismes de l'intestin. L'intestin comprend un véritable écosystème complexe composé d'environ 100 000 milliards de bactéries. Ces microbes contribuent à la conversion des aliments en nutriments et en énergie, de même qu'à la synthèse de vitamines indispensables à l'organisme. Ils participent également à la maturation du système immunitaire. Si les outils permettant d'analyser le microbiote ont progressé, nous ne connaissons pas encore les fonctions de tous ces micro-organismes, car de nombreuses espèces restent incultivables. Il est donc difficile d'étudier leurs caractéristiques et leur rôle en dehors de leur milieu « naturel », l'intestin.

En situation physiologique normale, cette population de micro-organismes vivants est en harmonie avec son hôte, alors même que l'intestin dispose d'un système immunitaire très puissant ; l'intestin, qui se défend contre toute agression, doit être « tolérant » à l'égard de ce microbiote : non seulement il le tolère, mais le tube digestif et l'ensemble de l'organisme en ont besoin. Alors pourquoi le microbiote est-il devenu à lui seul un organe à part entière, une vraie star faisant l'objet d'articles toujours plus nombreux aussi bien au niveau des publications scientifiques (plus de 10 000 articles référencés) que dans les grands médias ? Ainsi, le journaliste

Marc Gozlan publiait en 2012 deux pleines pages dans *Le Monde* sur les avancées de la recherche concernant l'étude du microbiote et ses retombées potentielles. On peut aussi citer le documentaire de Céline Denjean, diffusé sur Arte en février 2014.

Le projet MetaHIT

Dans ces recherches, la France est au premier plan. Des chercheurs, notamment de l'Institut national de la recherche agronomique (INRA) de Jouy-en-Josas, ont beaucoup contribué aux avancées dans ce domaine par la mise au point notamment d'outils moléculaires et bio-informatiques permettant de décrire la diversité des milliards de bactéries qui colonisent notre tube digestif. Ainsi, un des projets cités souvent en exemple du fait de la collaboration de chercheurs de plusieurs pays et de l'utilisation de moyens techniques extrêmement novateurs est le projet MetaHIT (Métagénomique de l'intestin humain), coordonné par le Pr Dusko Ehrlich, directeur de recherche émérite à l'INRA.

L'objectif principal de MetaHIT était de définir le profil des gènes microbiens intestinaux et d'établir des liens entre les gènes du microbiote intestinal humain et l'état de santé ou de maladie de l'hôte qui héberge ce microbiote. Un grand catalogue de gènes microbiens intestinaux a été alors recensé et est encore en cours de constitution : déjà plus de 4 millions de gènes ont été ainsi répertoriés chez plus de 700 sujets issus de différents pays, avec des habitudes alimentaires et de vie contrastées.

Lorsque l'on compare les gènes retrouvés entre les individus, presque la moitié est partagée par tous. Ces travaux ont permis de mettre en évidence une répartition de la population humaine en 3 groupes. Ces groupes sont caractérisés par la présence d'une population bactérienne dominante différente, soit un « entérotype » distinct : *Bacteroides*, *Prevotella* et *Ruminococcus*. Ainsi, indifféremment de la zone géographique, de l'âge ou du sexe, nous possédons l'un de ces 3 entérotypes.

3 groupes = 3 états de santé ?

La question qui nous intéresse maintenant est de savoir s'il existe un lien entre un groupe donné et notre état de santé. Les premiers éléments de réponse montrent, en effet, une corrélation entre le microbiote et certaines maladies. Nous savons par exemple que des perturbations du microbiote dans l'entérotype *Bacteroides* pourraient être en rapport avec des maladies inflammatoires de l'intestin, mais aussi… avec l'obésité ! Nous aborderons ce point dans les chapitres suivants. Aujourd'hui, nous ignorons encore ce qui détermine un entérotype plutôt qu'un autre, mais si nous parvenions à établir des liens entre le microbiote et certaines maladies ou prédispositions à des maladies, le microbiote deviendrait alors une cible thérapeutique majeure. Par exemple, il a été observé, chez certains patients souffrant d'intestin irritable, que la prise d'antibiotiques dont on connaît la capacité à modifier transitoirement l'équilibre de notre microbiote pouvait améliorer les symptômes.

EN RÉSUMÉ

Un peu plus de 1 000 espèces bactériennes participent à la composition du microbiote intestinal humain. Mais un individu en héberge environ 200. S'il existe une certaine similitude entre les individus, avec une répartition en 3 grands groupes distincts, la combinaison d'espèces bactériennes fait que la composition propre du microbiote d'un individu lui est presque spécifique. Néanmoins, malgré

cette diversité, les fonctions du microbiote se retrouvent de manière très semblable chez les sujets en bonne santé.

Quelles sont les principales fonctions du microbiote ?

Le rôle principal du microbiote est de réaliser une barrière protectrice permettant d'exclure des agents dits « pathogènes », c'est-à-dire néfastes pour l'organisme. Aussi, si cette barrière est altérée ou déséquilibrée, des troubles peuvent survenir.

Mais le microbiote a d'autres fonctions. Il exerce des transformations métaboliques sur les éléments qui n'ont pas été digérés dans l'intestin grêle et qui arrivent dans le côlon. Ce métabolisme a lieu dans la lumière intestinale, à la surface de la muqueuse, mais se poursuit aussi dans la paroi. Des messages issus de ces réactions ont une action directe sur le système immunitaire. L'équilibre de cet écosystème est donc un paramètre clé pour notre santé. En effet, les cellules de la paroi intestinale (l'épithélium) possèdent des récepteurs adaptés aux molécules microbiennes. Ces récepteurs reconnaissent les signaux émis par certaines bactéries et mettent alors en œuvre des réactions inflammatoires entraînant une réelle cascade d'événements immunitaires. On parle ici d'un dialogue entre le microbiote et l'épithélium. Un exemple de l'importance de ce dialogue a été démontré par des chercheurs de l'INRA avec lesquels j'ai la chance de travailler (Claire Cherbuy et Muriel Thomas), qui ont révélé que, lorsque l'on implante un microbiote à des rats élevés dans des conditions stériles en isolation, le côlon de ces rats acquiert des fonctions normales. Le microbiote est donc indispensable à une bonne fonction du côlon.

On vient de le voir, ce microbiote, de par ses fonctions de transformation métabolique des éléments arrivant dans le côlon, peut donc envoyer des signaux pour aider à l'exclusion de micro-organismes pathogènes ; il poursuit aussi le travail de digestion non terminé par l'intestin grêle, participe au renouvellement cellulaire de l'épithélium et à la production de mucus, et dialogue avec notre système immunitaire.

Les différentes transformations opérées par le microbiote conduisent à la synthèse d'acides gras qui pourront être récupérés sous forme d'énergie.

Mais ces processus entraînent de manière simultanée la production de gaz. Tout individu, du fait de la présence de son microbiote, a une activité de fermentation et donc d'émission de gaz (appelés également « flatulences »). Nous savons que la fermentation est nécessaire pour transformer le raisin en vin : eh bien, un processus de fermentation est également présent dans notre côlon ! Pour réaliser de l'alcool, la fermentation nécessite l'action de levures qui vont modifier le sucre présent dans le fruit. Ce processus plus ou moins long s'accompagne d'un dégagement de gaz.

Au sein de notre côlon, c'est pareil : les bactéries transforment les glucides non assimilés par l'intestin grêle en différents éléments. Ce phénomène s'accompagne d'une production de gaz, composé d'un mélange en proportions variables de méthane, de gaz carbonique et de sulfate d'hydrogène. La formation de gaz est donc un reflet du fonctionnement de notre tube digestif.

Le microbiote dialogue-t-il avec le cerveau ?

Nous savons désormais que certaines maladies intestinales peuvent être liées à un déséquilibre de ce microbiote, ou dysbiose. L'exemple le plus connu est la prise d'antibiotiques qui, en déséquilibrant le microbiote, perturbent sa fonction protectrice et peuvent même parfois favoriser l'émergence de bactéries dites « pathogènes », comme le *Clostridium difficile* dont les toxines peuvent être responsables d'une diarrhée mais surtout d'une inflammation plus ou moins sévère du côlon.

Un autre exemple est l'entérocolite ulcéronécrosante, la complication digestive la plus redoutée chez le prématuré : l'un des facteurs favorisants est le déséquilibre du microbiote. Cette maladie se révèle par des lésions plus ou moins extensives de l'intestin grêle et/ou du côlon, avec des ulcérations pouvant aller jusqu'à la perforation. Elle est très rare chez l'enfant à terme et reste une des complications possibles du prématuré avec un risque d'autant plus élevé que l'âge de naissance est faible. Il existe probablement plusieurs facteurs favorisants : immaturité de la barrière intestinale – la perméabilité de l'intestin serait augmentée et laisserait passer trop d'éléments toxiques (bactéries, virus…) ; immaturité du système immunitaire diminuant les capacités de défense de l'enfant prématuré ; la présence de certaines bactéries comme le *Clostridium, E. coli* ou le staphylocoque. Il est intéressant de noter que dans cette pathologie les probiotiques semblent avoir un rôle protecteur.

Mais la révolution en termes de connaissances scientifiques est d'avoir mis en évidence que, dans des maladies non primitivement « intestinales », le déséquilibre du microbiote pourrait être impliqué. Ainsi, certains chercheurs émettent l'hypothèse que le microbiote pourrait produire des substances actives avec une action locale dans l'intestin, mais aussi avec une action à distance par la sécrétion de molécules que nous pourrions qualifier de « neuro-actives ».

Nous allons voir dans le prochain chapitre dans quelles situations « non digestives » l'intestin devient un organe clé pour la compréhension de la maladie et les applications médicales possibles à venir.

3

L'intestin, responsable de maladies extra-intestinales ?

QUAND L'ÉQUILIBRE INTESTINAL EST ROMPU…

La mécanique précise et complexe de notre tube digestif nous permet de nous alimenter, de digérer, d'absorber, de vivre en somme sans que nous en ayons conscience. Mais cet équilibre peut se rompre, par exemple lors d'une agression médicamenteuse, infectieuse ou traumatique. Notre intestin s'exprime alors de manière plus ou moins bruyante, le plus souvent par des douleurs ou un trouble du transit. Mais la rupture de cet équilibre peut-elle aussi être responsable de manifestations ailleurs que dans notre ventre : autrement dit, peut-elle être à l'origine de maladies extra-intestinales ?

Nous avons vu, au cours des pages précédentes, combien nos chercheurs s'intéressent de plus en plus au lien qui existe entre l'intestin et le cerveau. Nous allons à présent découvrir concrètement comment ces recherches nous apportent toujours plus de réponses et ouvrent de nouvelles perspectives pour des maladies qui semblent à première vue à mille lieues du ventre !

DES MAUX À MILLE LIEUES DU VENTRE

Et si l'obésité était liée à l'intestin ?

Nous avons souligné au cours du chapitre précédent les avancées majeures réalisées en termes de connaissances concernant le microbiote intestinal, c'est-à-dire les bactéries colonisant notre tube digestif.

Chez l'homme, le microbiote intestinal est principalement composé de deux grandes familles: les Bacteroidetes et les Firmicutes. Lorsque l'on étudie le microbiote de sujets obèses par rapport à celui de sujets minces, on retrouve des différences dans le ratio entre Bacteroidetes et Firmicutes, avec chez les sujets obèses un déficit en Bacteroidetes, une réduction de la diversité bactérienne et des modifications des fonctions métaboliques de ce microbiote. Des altérations du microbiote ont également été observées chez les enfants obèses, même au stade préscolaire.

Un chercheur français renommé, le Pr Didier Raoult, a défrayé l'actualité en 2013 quant au rôle potentiel des probiotiques utilisés par les éleveurs dans l'obésité humaine. Reprenons-en l'historique.

Depuis de nombreuses années, nous savons que certains antibiotiques jouent un rôle dans la croissance et la prise de poids des animaux. L'hypothèse est la suivante: en changeant la composition du microbiote, l'activité antibiotique lui confère de nouvelles fonctions métaboliques et, dans certains cas, une augmentation de la capacité d'absorption des aliments. Ainsi, les antibiotiques ont été utilisés durant des années pour faire grossir les animaux plus vite. Si l'Union européenne a interdit le recours aux antibiotiques comme facteurs de croissance dans l'alimentation animale afin d'éviter l'apparition de souches de bactéries résistantes, les probiotiques, eux, ne sont à ce jour pas proscrits.

Les probiotiques ont été largement utilisés dans l'industrie agroalimentaire dans le but d'améliorer la productivité en diminuant les infections, mais aussi pour accroître le gain de poids. Peu d'études scientifiques ont montré l'intérêt réel de tel ou tel probiotique, leur innocuité au long cours pour les animaux, l'environnement et les consommateurs... Il existe heureusement maintenant une réglementation beaucoup plus rigoureuse, qui exige de la part des industriels des données scientifiques devant démontrer l'innocuité des probiotiques pour l'animal, le travailleur, le consommateur et l'environnement, et devant faire la preuve de leur efficacité. Cette réglementation a été probablement consécutive aux différentes crises sanitaires connues entre 1980 et 2000, qui ont alerté les scientifiques mais surtout les consommateurs. Difficile de ne pas se souvenir de la crise de la vache folle. Cette épidémie a mis en évidence des manipulations alimentaires qui pouvaient impacter directement notre santé, voire notre vie. Nous avons alors découvert que les bovins pouvaient être nourris avec des farines animales obtenues à partir de carcasses et de cadavres d'animaux, et qu'une maladie pouvait être transmise par la consommation de produits carnés. Aujourd'hui, si nous pouvons être rassurés par les réglementations strictes et rigoureuses mises en place, tout danger est-il pour autant écarté ?

Pas si certain ! Il est essentiel de rester vigilant. Ainsi, le Pr Raoult et son équipe ont présenté une analyse portant sur 82 études publiées dans la littérature sur le lien entre la consommation de certains probiotiques et la prise de poids chez les humains et les animaux. Il semblerait qu'une relation puisse exister entre la prise de certains probiotiques et la prise de poids. Comment ne pas s'interroger alors sur les effets sur notre santé de la consommation d'animaux nourris aux probiotiques ? Ces probiotiques, présents dans certains produits laitiers d'usage courant, pourraient-ils avoir un rôle significatif sur l'épidémie d'obésité que nous connaissons ? Voilà quelques-unes des questions posées.

Cela ne veut pas dire qu'il faut céder à la panique et arrêter de consommer de la viande ou des produits laitiers. Mais peut-être devons-nous être plus exigeants vis-à-vis des pouvoirs publics, qui devraient promouvoir de manière active et transparente la recherche pour répondre à ces interrogations essentielles !

Aujourd'hui, le lien entre probiotiques et obésité doit être confirmé de manière rigoureuse par des études épidémiologiques ; en attendant, nous ne pouvons l'exclure. Il convient donc d'être extrêmement prudent et de ne pas extrapoler des résultats démontrés chez l'animal à l'homme : les études portent souvent sur des souches de probiotiques et des doses qui ne correspondent pas aux probiotiques que l'on peut trouver et consommer pour notre propre usage.

Comment des modifications du microbiote peuvent-elles participer à la prise de poids ?

Il semble que le microbiote des patients obèses ait une capacité augmentée d'extraire de l'énergie à partir des aliments. Comment ne pas citer les découvertes de l'équipe menée par Jeffrey Gordon à Washington, qui ont bouleversé nos connaissances en la matière ? Ce chercheur a été un des précurseurs en démontrant le rôle propre du microbiote dans l'obésité. Pour cela, une étude a été réalisée sur des souris sans germes, c'est-à-dire dépourvues de microbiote intestinal, et maintenues dans des isolateurs stériles. Lorsque ces souris élevées sans germes sont colonisées par un microbiote issu de souris obèses, elles deviennent à leur tour obèses. En revanche, si des souris sans germes reçoivent un microbiote de souris minces, elles restent minces. Cette expérience a établi que le transfert de microbiote de souris obèses entraînait une prise de poids. D'autres expériences ont montré par la suite qu'il existait, chez ces souris initialement sans germes et colonisées par un microbiote de souris obèses, une augmentation de 60 % de la proportion de graisse dans le corps et des troubles métaboliques, malgré un apport alimentaire réduit. Dès lors, le microbiote devient un organe actif, intervenant probablement dans la physiopathologie de l'obésité. Le microbiote d'une souris obèse est donc capable d'extraire plus de calories à partir des aliments ingérés. Mais attention : si le microbiote peut devenir une piste intéressante pour « traiter » ou « prévenir » l'obésité, nous en sommes au début de l'aventure concernant la compréhension des mécanismes en jeu. Si chez l'homme nous avons pu observer un microbiote qui semble différent, il est difficile de dire aujourd'hui si ce « déséquilibre » est un élément accélérateur ou plutôt une conséquence de l'obésité !

Il s'agit de découvertes passionnantes et essentielles, car elles ouvrent des perspectives pour les années à venir. L'obésité s'apparente à une véritable épidémie qui touche la population mondiale, et la France n'est malheureusement pas épargnée. Une enquête nationale (ObÉpi 2012), réalisée sur une base de 25 714 individus, révèle qu'en France on peut estimer que 32 % des adultes de plus de 18 ans présentent un surpoids, et 15 % une obésité. On sait que l'obésité est source de complications majeures au cours de la vie. Or la prise en charge, qui peut aller de la prescription d'un régime à de la chirurgie lourde, pourrait bénéficier d'une nouvelle cible thérapeutique dans les années futures : et si modifier le microbiote de ces patients pouvait agir efficacement contre l'obésité ? Malheureusement, de nombreuses questions restent encore sans réponse, car si nous comprenons que le microbiote puisse agir comme un élément potentiel d'aggravation de la maladie par le fait d'augmenter la capacité d'extraction des calories à partir des aliments ingérés, pourquoi et quand ce microbiote se déséquilibre-t-il ?

L'obésité est très probablement multifactorielle ; elle peut s'expliquer par une prédisposition génétique, des facteurs alimentaires comme un excès d'apport calorique (en particulier d'aliments gras et sucrés) par rapport aux besoins de l'organisme, des troubles du comportement alimentaire, une insuffisance des dépenses énergétiques et des modifications physiologiques induites par le déséquilibre du microbiote. Poursuivons pour l'heure l'exploration du rôle possible d'un déséquilibre du microbiote au cours de maladies non digestives.

Et si certains diabètes étaient liés à l'intestin ?

L'étude du rôle métabolique du microbiote est devenue un enjeu pour les chercheurs, car, on l'a compris, les retombées peuvent être majeures en termes de santé publique. Ainsi, l'équipe Inserm du Pr Rémy Burcelin à Toulouse s'intéresse au rôle de ce microbiote lors de certaines maladies métaboliques comme le diabète. En effet, un déséquilibre du microbiote a été mis en évidence dans les différentes formes de diabète. Rémy Burcelin a montré qu'une alimentation riche en graisses pouvait induire chez l'animal une modification du microbiote. Ce déséquilibre pourrait être responsable d'une série complexe d'événements, à savoir :

- Une augmentation de la perméabilité intestinale.
- Une production d'éléments bactériens (lipopolysaccharides), capables de traverser la barrière épithéliale.
- Une stimulation du système immunitaire intestinal avec apparition d'une micro-inflammation locale mais générale (au niveau sanguin et d'autres tissus).
- Une altération du fonctionnement de l'insuline et l'apparition d'une résistance à l'insuline, notamment au niveau du foie. L'insulino-résistance favorise alors l'hyperglycémie, donc certaines formes de diabète.

En effet, nous devons nous rappeler que les cellules qui composent la paroi intestinale sont maintenues entre elles par des jonctions qui forment une barrière, ne laissant passer que certaines molécules de petite taille. Lorsque ces jonctions sont moins « étanches », on parle d'« hyperperméabilité ». L'intestin laisse alors passer des substances qui sont normalement éliminées, comme des éléments bactériens, des fragments d'aliments insuffisamment digérés. Ce passage anormal peut dans certains cas déclencher une inflammation locale, voire à distance de l'intestin.

Ici encore, ces résultats suggèrent fortement que le microbiote intestinal puisse représenter une nouvelle cible pour le développement de la thérapie dans les maladies métaboliques. La médecine de demain devra peut-être tenir compte des spécificités individuelles en termes de microbiote, afin de proposer une prise en charge personnalisée. Actuellement, nous en sommes encore au stade de la recherche. Mais des études en cours visent à évaluer l'impact de l'utilisation de probiotiques pour modifier le microbiote et améliorer la prise en charge de ces patients. À n'en pas douter, nous en saurons plus dans les prochaines années ! En attendant, nous devons poursuivre les recommandations diététiques et nutritionnelles qui ont fait leurs preuves en matière de prévention et de prise en charge du diabète. N'oublions pas que les modifications du microbiote peuvent être liées aux changements alimentaires…

On comprend alors que ces modifications du microbiote, mais surtout les conséquences en termes de fonctions, puissent passionner les médecins (neurologues, gastro-entérologues, endocrinologues ou internistes). Les pédiatres s'interrogent également sur le rôle de l'intestin, et notamment du déséquilibre du microbiote, au cours de la petite enfance.

Pourquoi l'enfant est-il particulièrement exposé à un potentiel déséquilibre ? Et quelles en sont les conséquences ?

Le microbiote intestinal est hérité à la naissance, lors de l'accouchement, et présente une composition qui évolue au long de la vie – le microbiote intestinal des adultes reste relativement stable.

Au moment de la naissance, le tube digestif du nouveau-né est stérile. C'est lors de l'accouchement qu'il est colonisé par les bactéries provenant de la flore du vagin, du côlon et du rectum de la maman. L'accouchement par césarienne ralentit l'installation d'une flore intestinale diversifiée. À la naissance, le microbiote est majoritairement composé des espèces de *Bifidobacterium*, *Clostridium* et *Bacteroides*. Puis au cours de la vie, le microbiote est modifié par différents facteurs, tels que le type d'alimentation et les agressions comme, par exemple, la prise d'antibiotiques. Au cours des premiers mois de la vie, le tube digestif du nouveau-né est hyperperméable, car les jonctions serrées entre les cellules ne sont pas correctement fermées. C'est pour cette raison qu'il ne faut pas diversifier trop rapidement l'alimentation de l'enfant (pas avant 4 mois révolus), car des protéines non digérées peuvent traverser la barrière intestinale et provoquer des réactions allergiques, voire favoriser de futures maladies auto-immunes.

Les allergies

Les pédiatres s'interrogent sur le rôle du microbiote dans le risque de survenue d'allergies et d'asthme chez l'enfant. Au cours de ces dernières décennies, on a constaté une forte augmentation des allergies chez l'enfant. Or, des études montrent que le microbiote intestinal des enfants asthmatiques est différent de celui d'enfants non malades. Il semble que l'accouchement par césarienne soit un des facteurs de risque possibles. On peut aisément comprendre que l'accouchement par césarienne ait un impact direct sur le microbiote de l'enfant, avec une installation plus lente de ce microbiote, car l'enfant n'a pas été exposé aux bactéries vaginales et fécales de la mère. Ces modifications pourraient avoir une incidence sur le système immunitaire.

Par ailleurs, on sait aussi que la prise d'antibiotiques au cours de la grossesse ou lors des premières années de vie de l'enfant augmente le risque de survenue d'un asthme. Il convient donc d'être très attentif aux prescriptions médicamenteuses, notamment au début de la vie.

Un microbiote modifié par des facteurs environnementaux

Ainsi, il semble que, dans nos pays industrialisés, plusieurs facteurs participent à l'augmentation de la fréquence de certaines maladies. Des déséquilibres du microbiote concourant à la survenue ultérieure de maladies peuvent être engendrés par différentes causes :

- la prise d'antibiotiques, notamment lors des premières années de vie – on vient de le voir ;
- le contact ou non avec les bactéries de l'environnement ;
- l'alimentation.

La modification du microbiote, avec notamment une réduction de la diversité de cet écosystème, n'explique pas à elle seule l'émergence des allergies et des maladies auto-immunes. Une publication, en 2013, de travaux réalisés par des médecins et des scientifiques du monde entier, fait un état des lieux, en termes de connaissances et de recommandations, concernant les allergies : si le rôle du microbiote est largement mis en avant, d'autres causes doivent être invoquées, comme les facteurs environnementaux (polluants chimiques, présence insuffisante d'espaces verts, changements climatiques qui pourraient être responsables d'une exposition plus importante à certains allergènes…). On comprend que, dans ce domaine comme dans beaucoup d'autres maladies, les axes thérapeutiques doivent comporter plusieurs angles d'attaque. Il est clair que l'urbanisation favorise certaines maladies, entraînant une diminution de la biodiversité de notre écologie bactérienne, diminuant ainsi notre « tolérance » aux agressions : notre système immunitaire s'emballe plus vite et des manifestations cliniques peuvent surgir.

Le système immunitaire doit distinguer les molécules étrangères à l'organisme de celles qui proviennent du corps même : en d'autres termes, il doit faire la différence entre les éléments non pathogènes, utiles, et ceux contre lesquels il doit mettre en place une réponse pour s'en défendre. Ainsi, le système immunitaire doit « tolérer » des molécules pourtant étrangères, comme les aliments, les bactéries du microbiote, des médicaments. On comprend l'importance de cette fonction de tolérance. Dans un certain nombre de cas peuvent survenir des hypersensibilités alimentaires, ou véritables allergies.

La médecine doit tenir compte d'éléments qui dépassent le champ habituel de la formation médicale. Ainsi, il est évident que des liens doivent être faits avec l'industrie agroalimentaire : comment l'alimentation, la transformation des produits, l'utilisation d'antibiotiques, de pesticides, influent-ils sur notre équilibre humain ? Un travail de fond semble nécessaire pour établir une politique de santé publique qui intégrerait l'écologie au sens large : pour bien vivre dans nos cités urbaines, les industriels, les chercheurs de différents horizons, les médecins et nous-mêmes, citoyens du monde, devons être de véritables acteurs, sans plus tarder !

EN RÉSUMÉ

Le système immunitaire de l'intestin est un composant clé du tube digestif. Il est le plus important de l'organisme, de par la quantité de cellules immunitaires qui fabriquent des anticorps pour le protéger contre des éléments pathogènes. Ce système immunitaire doit assurer l'équilibre entre la défense face aux éléments pathogènes et la tolérance, notamment des aliments. Un bon dialogue entre le microbiote et le système immunitaire est donc indispensable pour maintenir cet équilibre complexe.

Et si la maladie de Parkinson était liée à l'intestin ?

Nous avons vu à travers ces exemples que le microbiote intestinal a un rôle essentiel en agissant sur notre système immunitaire. Son déséquilibre pourrait être un des facteurs clés dans l'obésité, les maladies métaboliques comme certains diabètes, mais aussi les allergies et l'asthme. Il est plus difficile de concevoir que l'intestin puisse avoir un impact sur les fonctions cérébrales et le comportement. Et pourtant…

La maladie de Parkinson est une maladie neurologique chronique qui s'aggrave avec le temps. Elle est caractérisée par une perte progressive des neurones du système nerveux central. Elle se traduit essentiellement par des désordres moteurs : tremblements, troubles de la marche. Cette maladie dite « neurodégénérative », invalidante, concerne 100 000 à 150 000 adultes en France. Les causes n'en sont pas encore connues mais différents facteurs ont été incriminés, comme une prédisposition génétique et certains paramètres environnementaux (pesticides). Classiquement, la maladie est décrite comme une affection liée à la perte des neurones dopaminergiques, c'est-à-dire une dégénérescence des cellules du système nerveux central qui produisent la dopamine. Cette perte neuronale est responsable des symptômes que nous connaissons bien, comme les tremblements, la difficulté à marcher avec des épisodes invalidants de blocage. Elle est le plus souvent associée à l'accumulation d'une protéine (l'alpha-synucléine) dans les neurones, sous forme d'amas appelés « corps de Lewy ». Cependant, les neurones du cerveau ne sont pas les seuls affectés par ce processus neurodégénératif. En effet, des travaux ont montré que les patients souffrant de la maladie de Parkinson présentaient aussi une atteinte de leur système nerveux entérique (SNE), c'est-à-dire des anomalies dans le système de neurones associé à l'intestin, notre fameux « deuxième cerveau ». Rappelons ici que ces neurones intestinaux forment des réseaux. Les neurones produisent des neurotransmetteurs dans ces ganglions, qui sont responsables de fonctions spécifiques, notamment sur la motricité intestinale. L'atteinte du SNE chez les parkinsoniens pourrait avoir deux conséquences directes :

- L'apparition de désordres digestifs très fréquents au cours de cette maladie. En effet, les nausées, les troubles de la vidange gastrique et la constipation font partie des symptômes classiquement rencontrés.
- La propagation du processus pathologique de la maladie à l'ensemble de l'organisme.

Ainsi, il existe une hypothèse avancée depuis quelques années par le Pr Heiko Braak, anatomopathologiste allemand, selon laquelle la maladie de Parkinson pourrait trouver son origine dans le système nerveux entérique et gagner le cerveau par les connexions existant avec le système nerveux central. En effet, ce chercheur a montré des anomalies du SNE, avec notamment la présence de ces corps de Lewy observés dans le cerveau des parkinsoniens. Il suggère le rôle possible d'un toxique qui serait présent dans l'environnement et qui traverserait la muqueuse nasale et la barrière épithéliale intestinale, entraînant des lésions du SNE qui, lui-même, par ses connexions au système nerveux central (en passant par le nerf vague qui innerve la majeure partie du tube digestif), pourrait conduire à la diffusion de la maladie dans tout le corps.

Une équipe de recherche française de grande renommée a permis de mieux étudier ces lésions intestinales. Ainsi, une équipe Inserm associant chercheurs fondamentaux, neurologues et gastro-entérologues sous la direction du Pr Michel Neunlist, a réussi à étudier les neurones du système nerveux entérique en utilisant des biopsies coliques réalisées lors d'une coloscopie. Cette première étape essentielle a confirmé la présence d'anomalies du SNE avec des corps de Lewy. De plus, l'importance de l'atteinte du SNE est corrélée à la gravité de la maladie de Parkinson. Cette équipe suggère que l'analyse des biopsies coliques pourrait être utilisée comme « biomarqueur » de l'évolution de la maladie. Ces marqueurs seront peut-être prochainement des outils permettant le diagnostic et le suivi de la progression de la maladie de Parkinson.

Ainsi, nous venons de voir dans cet exemple comment une maladie neurologique a une intrication majeure avec l'intestin et pourrait même y trouver son origine. Des facteurs génétiques ont été identifiés : risque de 70 % en plus de parkinsoniens chez les manipulateurs de pesticides ! Mais nous n'en sommes qu'au stade de la recherche avec des études réalisées chez peu de patients. Nous ne pouvons pas encore proposer ce type d'analyses à l'ensemble des malades, et nous ne disposons pas davantage de traitements validés qui auraient pour cible l'intestin. Avant de préconiser des régimes spécifiques ou des traitements ayant pour but de modifier le microbiote – propositions que l'on voit déjà émerger sur des sites Internet douteux –, restons prudents, car nous ne disposons pas de preuves suffisantes pour faire ce type de recommandations spécifiques. Néanmoins, un vrai champ de recherches appliquées s'offre à nous. Un diagnostic précoce pourrait grandement améliorer la prise en charge des patients. Surtout, parfaire la compréhension du dialogue entre intestin et cerveau permettra, sans aucun doute, d'identifier de nouvelles cibles thérapeutiques dans cette maladie.

Cerveau-intestin : un réseau qui marche à double sens

Ces découvertes bouleversent complètement notre vision de certaines maladies. Penchons-nous maintenant sur d'autres avancées stupéfiantes…

Nous avons compris que le réseau neurologique « intestin-cerveau » est bidirectionnel : il permet au cerveau d'influer sur les activités motrices, sensitives et de sécrétion, notamment des hormones, du tube digestif, et à l'intestin d'agir sur les fonctions cérébrales.

Ainsi, une équipe canadienne dirigée par le Pr Stephen Collins, reconnue pour s'être intéressée au rôle du microbiote au cours de certaines maladies neuro-psychiatriques (notamment l'autisme), a pu montrer combien les relations « intestin-cerveau » relèvent d'un dialogue. Là aussi, le microbiote des enfants autistes est modifié par rapport à celui des enfants sains. Des travaux ont alors été menés chez deux groupes de souris : un groupe de souris anxieuses et un second groupe de souris « normales ». Ces deux groupes ont été élevés dans des conditions stériles, afin de disposer de souris dépourvues de germes. Les souris ont ensuite reçu le microbiote intestinal de l'une ou l'autre souche. Comme dans le cas de l'obésité, les transferts de microbiote ont inversé les caractéristiques des souris : les souris anxieuses ne l'étaient plus, et *vice versa*. Nous avons ici la démonstration que, chez l'animal, le microbiote peut influer sur le comportement, certainement en envoyant des signaux médiés par les neurotransmetteurs.

Mais le cerveau peut également agir sur l'intestin et le microbiote. Un modèle de souris dépressive a été étudié, révélant un déséquilibre du microbiote intestinal mais également une augmentation d'un neuromédiateur du stress produit par le cerveau. Or, si on injecte dans le cerveau de souris normales ce neuromédiateur du stress, leur microbiote est altéré comme chez les souris « déprimées ». Dans cette expérience, le cerveau influe donc sur l'intestin. Il s'agit bien d'un dialogue complexe entre cerveau et intestin.

Certains chercheurs émettent l'hypothèse que des anomalies cérébrales pourraient agir sur la motricité intestinale et induire un déséquilibre du microbiote. Ce déséquilibre pourrait à son tour participer à des modifications du comportement en jouant sur le cerveau. Si ce champ de recherches ouvre beaucoup de perspectives, je tiens particulièrement à redire que ces travaux restent expérimentaux. La question que nous pouvons nous poser, et que des parents d'enfants atteints d'autisme se posent, est : en modifiant le microbiote intestinal, ne peut-on pas améliorer les troubles de l'enfant ?

Pour répondre à cette question, nous avons besoin de travaux spécifiques, comme dans toutes les maladies, pour nous appuyer sur des résultats concrets. Or, nous voyons des enfants à qui des régimes d'exclusion sont imposés : pauvres en glucides, sans gluten, sans lactose, etc. Il convient d'être extrêmement prudent. Nous ne disposons pas à ce jour d'études avec un niveau de preuves suffisant pour montrer qu'une diététique spécifique visant à modifier le microbiote de ces enfants pourrait améliorer leur maladie. En revanche, il est certain que des régimes d'exclusion peuvent être responsables de carences avec des conséquences cliniques. Attendons un peu, les progrès faits dans ce domaine sous l'impulsion de chercheurs, de médecins et d'associations de malades vont vite et nous conduiront vers de nouvelles stratégies thérapeutiques pour soigner ces maladies neuropsychiatriques.

Au cours de ce chapitre, nous avons pu constater les avancées spectaculaires en termes de connaissance sur l'importance de l'intestin comme organe d'interface ou permettant un dialogue entre les différents organes. Le rôle du microbiote est maintenant souvent mis en avant dans de nombreuses maladies.

Nous allons voir dans le chapitre suivant que ce dernier a bien sûr son mot à dire dans les maladies purement « intestinales ». Si vous vous demandez d'ores et déjà quels sont les outils actuels et envisageables à l'avenir pour moduler ce microbiote, vous trouverez de plus amples informations au chapitre 6.

4

Les maladies de l'intestin

Avertissement

En lisant ce chapitre, vous aurez peut-être l'impression que les symptômes décrits correspondent aux vôtres. Prudence ! Je me souviens de mes premiers cours de médecine : à chaque nouveau cours, j'avais la certitude d'avoir développé la maladie « enseignée ». Ainsi, en 3 mois, je me suis « diagnostiqué », successivement, une tuberculose, un accident vasculaire, un cancer de la peau, une péricardite et un ulcère gastrique !

Cet ouvrage n'est pas un traité de médecine et aucun livre ne peut remplacer votre médecin ! Alors, en cas de doutes, de questionnements, n'hésitez pas à consulter.

CONNAÎTRE UN PEU MIEUX LES MALADIES FRÉQUENTES

Les maladies directement liées au tube digestif sont très nombreuses et d'expressions variables. Ce chapitre a pour objectif de vous présenter des informations pratiques sur certaines de ces affections : comment elles se déclarent, quelles en sont les causes (lorsqu'elles sont connues), quelle est l'évolution de la maladie, quels sont les symptômes habituels, les types de traitements proposés et les recommandations en termes de santé publique (quand il en existe). Lorsque l'on est malade, on a envie de tout savoir du mal qui nous ronge ; de même, il est parfois difficile d'expliquer à son entourage la maladie et/ou son retentissement au quotidien. Aussi, ces lignes s'adressent aussi bien aux malades qu'à leur entourage et, évidemment, à toute personne désireuse de comprendre les maladies intestinales.

Vous trouverez dans ce chapitre des informations pour mieux appréhender l'impact que ces pathologies peuvent avoir sur votre quotidien. J'ai souhaité vous présenter les maladies fréquentes, mais aussi des maladies rares, dites « orphelines », car les malades pâtissent au quotidien de leur état mais aussi du manque d'informations et de connaissances des acteurs de la société.

Nous commencerons par des maladies fréquentes, qui parfois font parler d'elles dans les médias, avant de poursuivre avec les maladies rares. Pour étayer mes propos, j'ai sollicité quelques médecins et patients qui ont bien voulu témoigner sur la maladie. Il s'agit de vrais témoignages, aussi l'anonymat de ces personnes est respecté. Nous ne pouvons bien sûr pas établir de généralités à partir de ces ressentis qui rendent compte du vécu d'un individu et non d'une pathologie. Mais en donnant la parole à ceux qui souffrent de ces affections comme à ceux qui les soignent, nous pouvons mieux concevoir la nécessité de cet échange, dans le but, toujours, d'améliorer la qualité du soin. Je remercie ici toutes ces personnes extraordinaires qui ont accepté de confier, en quelques phrases, leur aperçu, leur vécu, leurs difficultés, mais aussi leurs espoirs.

LA MALADIE CŒLIAQUE

La maladie cœliaque est souvent plus connue sous l'appellation « intolérance au gluten » ou encore « sprue ». Cette affection a fait l'objet d'une description précise en 1950 par un pédiatre hollandais, le Dr W.K. Dicke. Elle est liée à une réponse immunitaire inappropriée de l'organisme, engendrée par certains composants du gluten ingéré. C'est ce qu'on appelle une « maladie auto-immune » : l'organisme fabrique des anticorps qui attaquent ses propres cellules, en particulier celles du tube digestif.

Les premières descriptions remontent au XVIIIe siècle, mais c'est au cours de la Deuxième Guerre mondiale que le lien a été établi entre la maladie et la cause, à savoir le gluten contenu dans le blé. En effet, pendant le conflit, les médecins constatèrent que la pathologie semblait avoir disparu, pour réapparaître lors de la réintroduction des farines et du pain dans l'alimentation. Il fallut encore quelques années pour comprendre que le responsable, dans le blé, était le gluten. Puis à la suite du blé, d'autres céréales furent incriminées : l'orge, le seigle, l'avoine et, plus récemment, le kamut, l'épeautre et le triticale (croisement entre le seigle et le blé). L'avoine n'est aujourd'hui plus mise en cause, mais il faut rester prudent, car il existe fréquemment des contaminations croisées, notamment avec l'orge, qui rendent cette céréale potentiellement toxique pour les patients.

À ne pas confondre avec l'allergie alimentaire !

Attention, la maladie cœliaque n'est pas assimilable aux allergies alimentaires classiques. Chez les personnes allergiques, le système immunitaire reconnaît, à tort, une protéine alimentaire comme un agent nocif. Il produit des anticorps appelés immunoglobulines E (IgE) ; en cas de nouvelle exposition à cette protéine alimentaire, il fabrique des IgE, et des substances chimiques telles que l'histamine sont libérées. L'histamine peut déclencher des réactions du système respiratoire (difficultés respiratoires), de l'appareil digestif (douleur, diarrhée), de la peau (rougeur, éruption cutanée)… Avant de continuer plus avant, il est essentiel de préciser que la maladie cœliaque est une maladie qui se manifeste après la consommation des grains céréaliers que nous venons de décrire. Il en résulte un emballement du système immunitaire, qui va avoir des répercussions négatives, avec, en premier lieu, des lésions au niveau de la paroi de l'intestin grêle. Les outils diagnostiques et le traitement sont aujourd'hui parfaitement codifiés.

La folie du « sans gluten pour tous »

Il ne faut pas confondre cette maladie avec une « allergie alimentaire » ou une « intolérance », même si ce terme a longtemps été utilisé. En effet, il semble que le mot *intolérance* ajoute à la confusion générale et à l'essor d'une mode qui consiste en l'éviction du gluten pour traiter tout et son contraire. Voilà même que des « peoples » paraissent accros à ce régime qui serait une source de bonne santé, favorisant une belle peau, une meilleure vitalité… Le régime se répand, et il est temps de tirer la sonnette d'alarme.

Les patients présentant une maladie cœliaque doivent suivre une diététique stricte et à vie pour traiter leur maladie et prévenir les complications intestinales mais aussi extra-intestinales. Suivre un régime d'exclusion alors que cela n'est pas nécessaire doit alerter. Il s'agit d'une question de simple bon sens.

Vous verrez tout au long de cet ouvrage l'importance d'une alimentation diversifiée. Si vous avez des symptômes digestifs qui vous inquiètent et qui vous font penser à une maladie cœliaque, ne débutez pas un régime sans consulter un médecin.

Si l'emballement médiatique du « sans gluten pour tous » est une réalité, nous pouvons réfléchir sur les éléments favorisants d'une telle pratique, potentiellement négatifs et positifs pour notre société. Aux États-Unis, ce régime est devenu presque un mode de vie ; il semblerait que plus de 20 % de la population consomment des produits sans gluten. Cette tendance a d'ailleurs été prise en compte par les industriels avec l'apparition sur le marché de plus en plus de produits sans gluten. On peut s'interroger sur le rôle de l'industrie dans la poursuite de l'emballement de cette « mode ». Si certains industriels tirent leur épingle du jeu, les céréaliers et l'industrie qui en découle commencent à s'inquiéter de la vogue qui diabolise le gluten. Y a-t-il des éléments positifs ? Oui, cet engouement a permis de faciliter, aux patients qui ont réellement besoin de faire un régime sans gluten strict, la disponibilité et l'accès à des produits adéquats sur le marché de l'alimentation. Il a également fait connaître cette maladie qui pendant longtemps a peu fait parler d'elle. Il faut espérer que, lorsque la mode du « sans gluten pour tous » s'arrêtera, les patients souffrant d'une maladie cœliaque pourront toujours trouver les produits et surtout l'écoute nécessaires pour poursuivre leur diététique…

Qu'est-ce que la « sensibilité au gluten » ?

Il existe en effet des patients présentant des troubles digestifs qui peuvent ressembler à ceux rencontrés lors de la maladie cœliaque et qui, alors que les examens (prise de sang, biopsie intestinale) excluent ce diagnostic, sont améliorés par un régime sans gluten. On devrait alors utiliser l'expression plus précise de « sensibilité au gluten non cœliaque ». Cette entité pourrait concerner une partie importante de la population. Il semble d'ailleurs que, dans ce cadre, l'amélioration des symptômes ne requière pas d'éviction stricte du gluten. Il ne semble pas non plus s'agir de maladie cœliaque « a minima », mais bien d'une entité à part, s'apparentant plus au syndrome de l'intestin irritable – que nous développerons plus loin. Il faut donc distinguer la sensibilité au gluten de la maladie cœliaque.

La fréquence de la maladie

Il s'agit d'une maladie fréquente, mais dont la prévalence (le nombre de personnes atteintes d'une certaine maladie à un moment donné, dans une population donnée) est variable selon la zone géographique. En France, elle toucherait 1 personne pour 300 habitants, voire 1 % de la population, dont seulement 10 % sont diagnostiqués. Le nombre de nouveaux cas par an (rapportés) de la maladie cœliaque a augmenté au cours des trente dernières années, passant de 2 à environ 10 pour 100 000 habitants. Cette augmentation est probablement liée à une meilleure reconnaissance des formes peu symptomatiques, atypiques, voire silencieuses de la maladie grâce aux tests biologiques. Cette affection atteint préférentiellement les femmes : 3 femmes pour 1 homme. Le diagnostic est réalisé avec 2 pics de fréquence : soit durant la petite enfance soit à l'âge adulte, entre 20 et 40 ans. Néanmoins, 20 % des patients ont plus de 60 ans lors de la pose du diagnostic.

Les causes

Il a été mis en évidence une prédisposition génétique qui n'explique pas cependant, à elle seule, la maladie. Il s'agit donc probablement de la conjonction d'une réponse anormale du système immunitaire et d'une prédisposition génétique. Le rôle de différents facteurs favorisants a été évoqué : le contact avec des éléments infectieux de type virus, une diversification avec introduction du gluten trop précoce.

En pratique, que se passe-t-il ?

Le gluten est une fraction des protéines contenues naturellement dans le blé, le seigle, l'orge, le kamut et l'épeautre. Cette substance est de plus en plus utilisée par l'agroalimentaire, car elle épaissit, donne du liant et confère du volume et de l'élasticité aux gâteaux et aux pains.

Le gluten est constitué essentiellement de deux protéines : la gliadine et la gluténine. La gliadine traverse la paroi de l'intestin et est transformée par une enzyme, la transglutaminase. Au cours de la maladie cœliaque, la perméabilité intestinale est augmentée. La consommation de gluten déclenche chez ces patients génétiquement prédisposés la production d'anticorps. Cette réponse immunitaire exagérée entraîne une inflammation intestinale chronique qui, par un enchaînement complexe, provoque des lésions de la paroi de l'intestin grêle. Ces lésions peuvent conduire à une atrophie des replis intestinaux (villosités). La surface d'absorption est alors considérablement diminuée et les mécanismes de digestion et d'absorption sont altérés. Rappelez-vous, dans le premier chapitre, nous avons expliqué le rôle essentiel de l'intestin grêle qui permet l'absorption des protéines, des lipides, des glucides mais aussi des vitamines et des oligoéléments.

Les principaux symptômes

La maladie cœliaque se manifeste par une diarrhée avec un syndrome de malabsorption. Cette forme dite « classique » représente 10 à 20 % des maladies cœliaques diagnostiquées : diarrhée, amaigrissement, douleurs abdominales et signes biologiques de malabsorption – carences en fer, en calcium, en magnésium, en vitamines A, D, E, K, B12, en folates, etc., avec des symptômes liés aux conséquences de ces carences.

Mais la maladie cœliaque est le plus souvent peu symptomatique, voire silencieuse. Cette maladie, qui peut s'associer à d'autres anomalies, comme certaines affections dermatologiques ou endocriniennes (liées à un déséquilibre hormonal et à un trouble du métabolisme, comme le diabète), peut être recherchée lors du bilan d'autres pathologies. Ainsi, le diagnostic est parfois posé au cours du bilan d'une carence en fer, d'aphtes récidivants, d'une aménorrhée (absence de règles), d'un bilan de stérilité ou de fausses couches à répétition, ou encore d'une ostéoporose inexpliquée, de douleurs osseuses, d'arthrite, d'anomalies du bilan sanguin et hépatique, etc. Compte tenu de ces formes peu symptomatiques d'un point de vue intestinal, il existe certainement un nombre très important d'individus souffrant de maladie cœliaque, malheureusement non diagnostiquée.

Les formes de maladie cœliaque ont aussi une présentation un peu différente selon l'âge du diagnostic. En effet, un syndrome de malabsorption chez l'enfant se traduit par un retard de croissance. Ainsi, la forme pédiatrique la plus classique associe habituellement une diarrhée qui dure depuis plusieurs semaines avec une fatigue. Le diagnostic est alors évoqué fortement lorsqu'on constate un ralentissement de la croissance en poids et en taille.

Chez l'enfant plus âgé, la maladie peut être moins symptomatique et se traduire par un retard d'apparition de la puberté, une anémie liée à une carence en fer, des anomalies de l'émail dentaire.

Chez l'adulte, il existe plus fréquemment des formes atypiques ou peu symptomatiques, comme décrites dans le tableau ci-dessous.

Signes cliniques :	
Digestifs	Diarrhée Ballonnement abdominal Douleur abdominale Constipation Inconfort digestif
Carentiels	Asthénie Amaigrissement Sensation de faim, puis anorexie (perte d'appétit) Œdèmes Syndrome anémique
Moteurs	Troubles de l'équilibre et de la marche Atteintes neurologiques des nerfs périphériques (fourmillements, troubles de la sensibilité)
Psychiques	Irritabilité Insomnie Troubles de l'attention
Endocriniens	Aménorrhée Infertilité Fausses couches

À noter que certaines pathologies peuvent être associées à la maladie cœliaque et conduire à son diagnostic, ou même apparaître lors de son suivi :

- thyroïdite auto-immune (maladie auto-immune de la thyroïde) ;
- hépatite et maladie des voies biliaires (cholangiopathie) auto-immunes ;
- diabète de type 1 ;
- trisomie 21 ;
- dermatite herpétiforme (une maladie cutanée).

Comment faire le diagnostic ?

Le diagnostic de la maladie cœliaque repose sur 3 critères :

- On recherche, par une prise de sang, la présence d'anticorps témoins de la maladie, les anticorps anti-transglutaminase.
- On pratique une biopsie de la paroi du duodénum, réalisée par fibroscopie œso-gastro-duodénale : elle permet de confirmer ou non le diagnostic. Il est souvent retrouvé un certain nombre de signes très évocateurs, dont une atrophie des villosités intestinales.
- On vérifie par un régime sans gluten (RSG) si les symptômes disparaissent.

Les anticorps anti-transglutaminase tissulaire sont très fiables avec une excellente sensibilité (85 à 98 %) et spécificité (94 à 98 %). Quelques explications : la sensibilité d'un test est sa capacité à donner un résultat positif lorsque l'hypothèse est vérifiée ; sa spécificité est sa capacité à rendre un résultat négatif lorsque l'hypothèse est négative.
En première intention, les recommandations actuelles préconisent le dosage des anticorps anti-transglutaminase en

raison de sa facilité, de sa fiabilité et de son coût modéré. La recherche d'anticorps anti-endomysium a aussi une excellente sensibilité et spécificité, mais nécessite des techniques plus onéreuses et n'est donc réalisée qu'en deuxième intention.

Le diagnostic ne peut être confirmé sans la réalisation de plusieurs biopsies intestinales. En effet, la contrainte du traitement, qui consiste en l'exclusion à vie du gluten dans l'alimentation, est trop importante pour prescrire ce traitement sans avoir préalablement confirmé la maladie par les critères actuellement reconnus. Ainsi, une personne se sentant « mieux » sous RSG n'est pas forcément synonyme d'une personne souffrant de la maladie cœliaque.

D'autre part, la vérification des anticorps a un intérêt pour le diagnostic mais aussi pour le suivi de la diététique sans gluten. En effet, une prise de sang de contrôle après 6 à 12 mois de RSG bien suivi montrera une disparition des anticorps, tandis que la persistance d'un taux anormalement élevé d'anticorps fera suspecter un mauvais suivi du RSG, lié le plus souvent à des erreurs qu'il convient de repérer et corriger.

Existe-t-il une prédisposition génétique à cette maladie ?

Oui. Lors de la maladie cœliaque, les patients sont porteurs de certains groupes HLA (HLA-DQ2 ou HLA-DQ8). Une prise de sang peut être réalisée pour identifier ces groupes, mais elle n'est pas recommandée en première intention, car la présence de ces groupes n'implique pas pour autant la maladie. Ces dosages ne sont effectués que lors de situations particulières, en cas notamment de mise à défaut du dosage par les anticorps.

L'amélioration clinique et biologique est souvent rapide. Si une endoscopie de contrôle était pratiquée, on pourrait constater une réparation complète des lésions intestinales au bout de 12 mois. Cette diététique a un effet sur les symptômes, mais est également nécessaire chez les patients peu symptomatiques pour lesquels un diagnostic de maladie cœliaque a été porté à partir des signes cliniques cités dans le tableau. En effet, il a été démontré que le RSG améliore chez l'enfant et l'adulte le statut osseux, permet une reprise de la croissance chez l'enfant, diminue les maladies auto-immunes souvent associées à la maladie cœliaque, diminue la stérilité et la naissance d'enfants de petit poids et réduit le risque de cancers associés à la maladie cœliaque.

Le traitement

Le traitement repose sur l'exclusion totale du gluten à vie.

Sont à exclure

Le blé, le froment, l'épeautre, le kamut, le seigle et l'orge.

Concrètement, cela nécessite une lecture attentive des étiquettes et la suppression totale de certains aliments.

Vous trouverez ci-après les grandes lignes de cette diététique d'exclusion, mais sont indispensables :

- une consultation médicale pour expliquer la maladie et son suivi ;
- une consultation avec un diététicien dont le rôle, essentiel, est d'expliquer les modalités au quotidien de ce régime en tenant compte des contraintes de vie individuelles.

Les aliments qui ne peuvent pas être consommés

- Les aliments à base de blé (farine, froment, pains, biscuits, pâtisseries, viennoiseries, semoule, pâtes, chapelures…).
- Les aliments à base de seigle (farine, pain, pain d'épice).
- Les aliments à base d'orge (orge perlé, mondé, malt [bière, panaché]).

Les principes à observer

- Ne pas consommer un produit dont la composition est inconnue.
- Préparer de préférence un repas sans gluten pour toute la famille pour ne pas « manger à part ».
- Utiliser des aliments naturellement sans gluten pour cuisiner (viandes, poissons, œufs, lait, beurre, légumes, fruits…).
- Éviter les plats cuisinés et les produits industriels, sauf si la mention « sans gluten » est parfaitement apposée.

Les pièges à éviter

- Attention aux liants dans les steaks hachés (consommer des steaks « pur bœuf »), aux sauces industrielles (tomate, moutarde, mayonnaise…), aux fonds de sauce « tout prêts ».
- Vérifier la composition des frites précuites surgelées.
- Ne pas utiliser d'huile de friture ayant servi pour des beignets ou des produits panés.
- Ne pas paner ni utiliser de la chapelure ordinaire.

Vous trouverez dans le tableau ci-après quelques exemples d'aliments qui par leur transformation peuvent contenir du gluten et nécessitent donc une vigilance particulière.

Produits laitiers	Yaourts aux fruits, aux céréales, petits-suisses aux céréales, fromages frais aux céréales, laits aromatisés Certaines préparations industrielles à base de lait : flans, crèmes, mousses, laits gélifiés, glaces Certains fromages à moisissures et autres fromages à tartiner
Féculents et légumes	Pommes noisette, pommes dauphine, chips et frites précuites Conserves cuisinées et préparations industrielles
Céréales	Pains, biscottes, viennoiseries, gâteaux Pâtes Pizzas Beignets, crêpes Pain azyme, hostie
Viandes, charcuteries, poissons	Viandes et poissons panés ou farinés Préparations industrielles à base de viande hachée Bouchées, crêpes, quiches aux fruits de mer, surimi, tarama Jambonneau pané, boudin noir industriel, boudin blanc industriel Pâté en croûte, friands, quiches, bouchées à la reine, pizzas Chorizo, saucisson, certaines saucisses Farce charcutière industrielle, purée, mousse et crème de foie industrielles Certains pâtés industriels Quenelles industrielles Produits maltés

Quelques conseils pour la préparation des repas

Voici quelques conseils donnés par les diététiciennes pour le suivi de la maladie cœliaque.

- Utiliser des ustensiles spécifiques.

- Ne pas utiliser d'ustensiles en bois (poreux, ils peuvent garder des traces de gluten).
- Ne pas utiliser de passoire ayant servi pour des pâtes ordinaires avant les pâtes sans gluten sans l'avoir soigneusement rincée.
- Ne pas fariner les moules à gâteau, le poisson ou les volailles, ou utiliser de la farine diététique sans gluten.
- Faire chauffer le pain sans gluten dans un four propre avant le pain ordinaire (les baguettes sans gluten doivent être chauffées avant d'être consommées ; pour le pain en tranches, utiliser un grille-pain réservé au pain sans gluten).

EN RÉSUMÉ

La maladie cœliaque repose sur un traitement diététique d'exclusion du gluten à vie. Ce régime est difficile à suivre de manière stricte, car le gluten est souvent caché ; aussi il nécessite une consultation diététique dédiée et un suivi pour s'assurer de l'absence d'erreurs involontaires. L'association de malades Afdiag (Association française des intolérants au gluten) peut être d'une grande aide, avec notamment l'organisation de colloques, de rencontres régulières mais aussi l'apport d'informations, de conseils pratiques et de recettes (http://www.afdiag.fr/). La maladie cœliaque en quelques lignes:

Prévalence de l'ordre de 1 %.

L'intolérance au gluten n'est pas une allergie au gluten !

Forme classique: diarrhée et malabsorption.

Forme « frustre »: formes multiples et formes silencieuses.

Test diagnostique: dosage des anticorps anti-transglutaminase.

Si forte suspicion ou en cas de test diagnostique positif: biopsies intestinales par fibroscopie œso-gastro-duodénale.

Tests génétiques non recommandés ; à faire uniquement pour exclure une maladie cœliaque quand un doute persiste malgré les explorations réalisées.

Le traitement repose sur un régime sans gluten strict à vie (avec suivi médical et diététique indispensable, et accompagnement de l'Afdiag).

Vous trouverez maintenant successivement :

- la description clinique d'une patiente ayant eu un diagnostic de maladie cœliaque ;
- le témoignage de diététiciennes qui rapporte leur expérience ;
- une fiche mémo sur la maladie, avec notamment des tableaux recensant les aliments autorisés et interdits.

Ainsi qu' en fin d'ouvrage des recettes de régime sans gluten.

Témoignages

Voici l'histoire d'une patiente que je suis régulièrement en consultation depuis quelques années.

Mme C., âgée de 35 ans, vient pour la première fois en consultation : elle a une diarrhée régulière, faite de 3 à 5 selles par jour depuis 2 ans, sans toutefois de douleur abdominale, sans nausées ni vomissements. L'appétit était inchangé, mais la patiente se plaignait d'une fatigue de plus en plus marquée. L'examen clinique a montré une perte de poids de 5 kg en 2 ans sans régime alimentaire, une pâleur, des troubles des phanères avec des cheveux cassants et une perlèche (lésion cutanée de type inflammatoire à la commissure des lèvres). Une prise de sang confirme la présence d'une anémie (manque de globules rouges) liée à une carence en fer. L'ensemble des symptômes fait penser à une malabsorption ; j'évoque alors une probable maladie cœliaque, et je recommande donc une recherche des anticorps anti-transglutaminase, un bilan biologique complet à la recherche de carences.

Le bilan montre une carence en fer, mais aussi en vitamines B12, D et C, avec une anémie importante. Les anticorps sont positifs ; une endoscopie digestive avec des biopsies intestinales est réalisée et confirme la présence d'une atrophie villositaire. Deux semaines plus tard, le bilan confirme la maladie cœliaque.

En consultation, j'ai expliqué à la patiente qu'elle souffre d'une maladie cœliaque, qu'il s'agit d'une intolérance au gluten et qu'un régime sans gluten est nécessaire. J'ai ensuite orienté la patiente vers une consultation de diététique pour lui expliquer les modalités précises de ce régime. J'ai revu la patiente 2 mois après le début du régime ; elle n'avait plus de diarrhée, se sentait déjà beaucoup moins fatiguée. Le régime sans gluten semblait bien suivi. Je l'ai revue 1 an après pour m'assurer de la poursuite de l'amélioration, de l'acceptation et de la réalisation pratique du traitement. Elle a alors évoqué les difficultés au quotidien. Je lui ai conseillé de nouveau de se rapprocher de l'Afdiag, une association très active.

Voici maintenant l'interview de deux diététiciennes expérimentées, Chantal Cerf et Émilie Ferrandi, qui nous parlent de leur rôle au cours de la maladie cœliaque.

Quel est votre rôle ?

Le régime sans gluten restant le traitement de référence, la diététicienne est la seule, par sa connaissance des aliments, sa technique d'enquête alimentaire et d'évaluation des besoins nutritionnels, à pouvoir faire un travail d'information et d'éducation pertinent et à pouvoir assurer le suivi indispensable pour maintenir un bon état nutritionnel.

Combien de temps dure une consultation et quel est le suivi nécessaire ?

La première consultation dure 1 heure au minimum, car elle nécessite une enquête alimentaire précise et prend en compte le contexte socioprofessionnel du patient. Il est nécessaire de programmer 2 consultations, à 1 mois et à 3 mois, pour évaluer les acquis, établir une relation de confiance et accompagner le patient dans le changement de ses habitudes.

Quels sont les principaux objectifs ?

Notre but est de rendre le patient autonome, en agissant sur ses connaissances pour augmenter sa capacité à agir et pour l'aider à maintenir sa motivation. Nous devons aussi l'aider à réorienter sa vie sociale en lui donnant des astuces, des recettes, des informations sur l'Afdiag pour rompre le sentiment d'isolement qui peut survenir.

Quelles sont les principales difficultés rencontrées ?

Le patient peut être en état de choc après le diagnostic de sa pathologie, souvent annoncée et découverte de façon brutale, entraînant de l'anxiété, voire un déni… Il est fréquent que le patient retarde sa première consultation diététique, essayant de se débrouiller seul. En effet, cette pathologie « condamne » le patient à un régime d'exclusion à vie. Il est donc essentiel de positiver en mettant l'accent sur l'amélioration clinique rapide des symptômes dès lors que l'observance est effective. Il est primordial d'obtenir l'adhésion du patient en insistant sur l'amélioration de sa qualité de vie.

Le RSG est complexe et la masse d'informations à s'approprier est importante. Le premier impératif est de lui apprendre à lire les étiquettes. Le RSG est aussi contraignant, car la suppression de nombreux aliments entraîne souvent une perte de convivialité, voire l'exclusion sociale : ce régime est difficile à suivre en restauration, hors du foyer. S'il est difficile à suivre au quotidien, mais surtout sur la durée, il est heureusement aujourd'hui de plus en plus facile de trouver des produits sans gluten et bien identifiés en tant que tels dans le commerce. Dans les restaurants, il devient aussi possible d'avoir des repas sans gluten.

Fiche mémo

Régime sans gluten dans le cadre de la maladie cœliaque : les recommandations du diététicien

1/ Principe du régime

Il consiste en l'exclusion totale du gluten de l'alimentation. Le gluten est une protéine que l'on trouve dans le blé, l'orge, le seigle, l'avoine, mais aussi dans l'épeautre et le triticale.
Sont donc à supprimer tous les aliments qui en contiennent, même à l'état de traces (pain, pâtes, bière…).
Relativement simple dans son principe, ce régime est grandement compliqué par l'utilisation croissante de préparations industrielles qui renferment très souvent, pour des raisons de texture ou de stabilité, de petites quantités de gluten (flans, fromages fondus…).
N'utilisez pas de produits dont vous ne connaissez pas la composition : une petite quantité de gluten peut entraîner des troubles importants.
De plus, les produits du commerce sont soumis à des modifications de recette, il faut donc rester sans cesse vigilant quant à leur composition, bien lire les étiquettes et, dans le doute, s'abstenir.

2/ Liste de base des aliments autorisés et interdits

Voir les tableaux en fin de fiche.
Les aliments marqués par un astérisque (*) sont en général interdits, sauf exception. À contrôler par une lecture détaillée des étiquettes OU en consulant les listes de produits du commerce autorisés, que vous pouvez vous procurer auprès de l'Afdiag,

15, rue de Hauteville, 75010 Paris. Tél.: 01 56 08 08 22. Fax: 01 56 08 08 42. Courriel: afdiag@yahoo.fr
Site: www.afdiag.fr

Vous pouvez également vous procurer auprès de l'association:

- le livret des produits industriels: *Réponses des industriels*;
- le livret des produits pharmaceutiques.

3/ Équilibre alimentaire et régime sans gluten

Le suivi du régime sans gluten ne doit pas se faire au détriment de l'équilibre alimentaire. Il est tout à fait possible et nécessaire de concilier les deux.

Exemple de répartition alimentaire journalière:

- <u>Petit déjeuner:</u>

Café ou thé sucré	ou	Café ou thé sucré
Céréales sans gluten (1 bol = 40 g)		Pain ou biscottes sans gluten
Lait entier ou ½ écrémé		Beurre + confiture ou miel
1 fruit		1 verre de jus de fruits
		1 produit laitier (yaourt...)

- <u>Déjeuner et dîner:</u>

Crudités vinaigrette

Viande ou poisson (100 g) ou 2 œufs

Féculents ou céréales autorisées (200 g [poids une fois cuits] ou plus) à l'un des 2 repas

Légumes verts + pain ou biscottes sans gluten, à l'autre repas

Fromage ou laitage

Fruit

4/ Aide à la lecture des étiquettes (liste non exhaustive)

AUTORISÉS Ne contiennent pas de gluten	INTERDITS Contiennent du gluten

5/ Remboursement

La prise en charge vous concerne si la maladie cœliaque est diagnostiquée après biopsie et déclarée par votre médecin auprès du médecin-conseil de la CPAM dont vous dépendez.

Lors de votre première demande:
* Avec votre médecin, constituez un dossier comprenant:

- La mise en évidence de l'intolérance au gluten par une biopsie.
- La demande du médecin pour enregistrer la maladie cœliaque comme affection longue durée (article L.324.I du code de la Sécurité sociale).

* Ce dossier est à transmettre au médecin conseil de la CPAM.

Avant l'accord de prise en charge, un formulaire sera peut-être à remplir par votre médecin. Il vous sera adressé par la CPAM: Formulaire S3501 Pires pour la reconnaissance au titre de l'article L324-I.

* Faites établir par votre médecin traitant une ordonnance (valable 6 mois) pour les aliments sans gluten indiquant seulement le type de produits: farine, pâtes, pain, biscottes, biscuits (sans préciser de nom, de référence ou de quantité).

* Envoyez-la avec votre facture acquittée et les vignettes collées dessus (gardez-en une copie) à la CPAM.

Un formulaire de prise en charge mensuelle vous sera adressé : Imprimé Cerfa 10465*01.

Vous avez déjà obtenu la reconnaissance au titre de l'article L324-I ?
Joignez une copie de l'ordonnance en cours et collez les vignettes présentes sur les produits achetés sur le formulaire Cerfa 10465*01 ou sur votre facture acquittée.
Adressez ces éléments à votre CPAM.

Bon à savoir :

- Le remboursement est limité à un plafond mensuel de 45 euros TTC pour un adulte.
- Seuls les produits agréés, portant une vignette, font l'objet d'un remboursement.
- La CPAM prend en charge les produits à concurrence de 65 % du tarif responsabilité. Le complément peut faire l'objet d'un remboursement par votre mutuelle.

ALIMENTS	AUTORISÉS	INTERDITS
Lait	entier, ½ écrémé, écrémé, frais, pasteurisé, stérilisé UHT, liquide, concentré, en poudre nature lait de chèvre et de brebis lait fermenté nature	laits aromatisés*
Dérivés du lait	• yaourts, petits-suisses et fromage blanc, nature et aromatisés • fromages traditionnels à pâte molle, dure, cuite ou non cuite, fermentés	• yaourts aux fruits* • desserts lactés frais pasteurisés, stérilisés* • desserts lactés à base de céréales et muesli • fromages à tartiner* • fromages à moisissures* • fromages allégés* • fromages fondus pour apéritif*
Viandes	• fraîches • surgelées non cuisinées	• cuisinées : du traiteur, surgelées, en conserve*

Charcuteries	• jambon blanc, jambon cru, épaule cuite, jambonneau non pané, bacon • poitrine salée fumée ou non, lardons fumés ou non • faites maison : sans adjonction de farine ou de mie de pain et sans farce du commerce • industrielles : rillettes, confit, foie gras frais, foie gras entier au naturel	• jambonneau pané • pâtés et galantines • farce charcutière • chorizo, saucisson, saucisses séchées*, saucisses* • cervelas, mortadelle • boudin noir ou blanc • purée et mousse de foie gras • pâté en croûte, friand, quiche, bouchée à la reine • autres charcuteries*
Produits de la mer	• poissons frais • poissons surgelés au naturel • poissons en conserve au naturel, à l'huile, au vin blanc • crustacés frais et surgelés au naturel, surimi (uniquement de la marque Fleury Michon® sans gluten, enrichie en oméga-3) • mollusques frais et surgelés au naturel • caviar et autres œufs de poissons (succédanés)	• poissons panés ou farinés • poissons, crustacés et mollusques cuisinés : du traiteur, en conserve, surgelés* • tarama, surimi • rillettes de poissons ou de crustacés • quenelles, bouchées, crêpes et tartes aux poissons et aux fruits de mer
Œufs		• poudre d'œuf* • omelette du commerce

ALIMENTS	AUTORISÉS	INTERDTS
Féculents	**1) Tubercules :** • pommes de terre : à l'état frais (sautées, vapeur en robe des champs, en purée), en flocons instantanés (toutes les marques), surgelées (sautées ou en purée), sous vide précuites (rondelles, cubes, entières), sous forme de fécule • patate douce, igname, topinambour, fruit à pain • chou de Chine **2) Légumes secs :** • lentilles, pois cassés, haricots secs, fèves (frais, en conserve au naturel, surgelés au naturel, sous forme de farine pure) **3) Céréales :** • maïs et dérivés : farine pure, Maïzena®« fleur de maïs » (attention : Maïzena® est aujourd'hui une marque qui commercialise divers produits), semoule (polenta), germes et grains	**1) Tubercules :** • pommes dauphine, pommes noisette*, gnocchis de pommes de terre • pommes de terre cuisinées : boulangère*, gratins* • préparations à base de pommes de terre du traiteur, surgelées, en conserve : hachis*, ragoûts*… • chips*, frites* **2) Légumes secs :** • plats cuisinés à base de légumes secs du traiteur*, en conserve*, surgelés* **3) Céréales :** Maïs : corn flakes*, pop-corn* • **blé** ou **froment** et dérivés : farine, semoule, couscous, pâtes alimentaires, cannellonis, raviolis, gnocchis, pain ordinaire ou au son ou complet, pains fantaisie (aux céréales, aux raisins, aux noix…), pain de mie, biscottes, Cracottes®, Triscottes®, viennoiseries (pain au lait, pain viennois, pain aux raisins,

Féculents	• riz et dérivés : riz complet, farine pure, crème de riz, semoule • sarrasin (blé noir) et dérivés : farine pure, galettes pures faites maison • millet et dérivés : semoule • manioc et dérivés : tapioca, crème de tapioca • soja : grains et farine pure • la maranta et sa farine d'arrow-root • quinoa • sorgho • amidon **4) Fruits amylacés :** • banane plantain • châtaignes, marrons et leurs farines pures	pain au chocolat, brioche, croissant...), pâtisseries, biscuits secs sucrés et salés, crêpes, pain azyme (farine de blé non levée), chapelure, gressins, Crackers® • **orge** et dérivés : farine, orge perlé, orge mondé, malt • **seigle** et dérivés : farine, pain, pain d'épice • **avoine** et dérivés : farine, flocons, bouillie et toute autre préparation à base d'avoine • **épeautre** (blé ancestral) • **kamut** (blé ancestral) • **triticale** (hybride de blé et de seigle) • galettes du commerce et des crêperies à base de : blé, riz*, millet*, sarrasin* • céréales soufflées*, muesli* • plats cuisinés à base de céréales autorisées*, du traiteur, en conserve, surgelés

ALIMENTS	AUTORISÉS	INTERDITS
Légumes verts	• frais, surgelés non cuisinés, en conserve au naturel, sous vide non cuisinés, purée de légumes surgelés	• cuisinés* : du traiteur, en conserve, surgelés • potages et soupes en sachet*, en brique*
Fruits	• frais, surgelés au naturel, en conserve au naturel ou au sirop, en compote surgelée ou en conserve (boîte et brique) • fruits confits • coulis de fruits • sirops et jus de fruits • extraits et essences de fruits • fruits oléagineux : noix, noisettes, amandes, noix de pécan, pistaches, noix de cajou, cacahuètes, pignons, olives, avocat • fruits secs : bananes, dattes, abricots, raisins, noix de coco	• figues sèches en vrac
Matières grasses	• beurre : doux, ½ sel, salé • crème fraîche • margarines ordinaires • huiles • lard, saindoux, suif, graisse d'oie, Végétaline®	• matières grasses allégées*

Produits sucrés	• sucre, sucre de canne, sucre roux, fructose, caramel liquide, sucre candi • miel • confitures, gelées • pâtes de fruits • cacao pur • crème de marrons, Nutella® original, Kinder® chocolat, Kinder® maxi, Kinder® surprise, Maxi Kinder® surprise, Kinder® Schoko-Bons, Kinder® Mini Eggs, Kinder® Chocofresh, Tic Tac®, Mon Chéri®, Pocket Coffee®	• sucre glace*, sucre vanillé* • nougats • dragées • pâte d'amandes* • poudres instantanées pour petit déjeuner* • chocolats : en tablette*, barres chocolatées*, assortiments* • friandises : bonbons*, sucettes*, chewing-gums* • crème Chantilly*
Desserts	• sorbets de fruits	• glaces* et desserts glacés* • préparations industrielles en poudre pour dessert lacté* (flan, crèmes, entremets, mousses...) • entremets en boîte • pâte à tarte fraîche ou surgelée • préparations industrielles* pour gâteaux, crêpes, pizza...

ALIMENTS	AUTORISÉS	INTERDITS
Boissons	• eau du robinet, eaux de source, eaux minérales gazeuses • jus, nectars et sirops de fruits • sodas, limonade, Coca-Cola® • vin, cidre, alcools (apéritifs, digestifs), y compris les alcools à base de céréales interdites (whisky, vodka, gin)	• bière • panaché • poudres pour boissons fruitées*
Divers	• fines herbes • épices pures • poivre noir et blanc moulu ou en grains • cornichons, oignons, câpres, etc. au vinaigre • levure du boulanger déshydratée • café, thé, infusions, café lyophilisé, chicorée, mélange chicorée/café	• condiments et sauces* • moutardes* • levure chimique*, levure de boulangerie fraîche, du fait de résidus de farine sur le cube • mélanges d'épices et d'aromates en poudre*, en tablettes* • fonds de sauce en poudre* • hosties • médicaments • TOUTE préparation du commerce dont vous ne CONNAISSEZ pas la COMPOSITION EXACTE

LE SYNDROME DE L'INTESTIN IRRITABLE (SII), OU COLOPATHIE FONCTIONNELLE

Le SII est un ensemble de symptômes qui associent des douleurs abdominales et/ou un inconfort digestif et des troubles du transit. Il peut être responsable d'une altération de la qualité de vie pouvant conduire à des arrêts de travail, et son retentissement est parfois comparé à celui de certaines maladies chroniques considérées comme plus graves, telles que le diabète.

Les caractéristiques de la présentation du SII reposent sur :

- des douleurs abdominales chroniques ;
- des troubles du transit qui se traduisent par une constipation, une diarrhée ou une alternance des deux.

La particularité de cette maladie est qu'elle a longtemps été considérée comme une entité à part, sans gravité d'un point de vue médical. En effet, cette pathologie dite « fonctionnelle » ne s'accompagne pas de lésions visibles par les examens habituels (coloscopie, scanner, prise de sang) et n'entraîne pas de complications mettant en jeu, à court ou à long terme, le pronostic vital du patient. Ainsi, un patient avec SII ne présente pas un risque accru de développer un cancer du côlon.

Nous nous retrouvons alors face à l'un de ces paradigmes conduisant à un dialogue parfois difficile entre le médecin et le patient. Le médecin peut être amené à réaliser des examens quelquefois coûteux et complexes pour éliminer ce que lui considère comme étant une maladie « grave » qui nécessiterait un traitement spécifique (chirurgie pour un cancer, traitement médicamenteux pour un ulcère). Ces examens normaux (coloscopie, scanner) et la consultation permettent de réaliser un diagnostic.

En cas de SII, le médecin explique au patient que tout est normal : le patient se trouve alors dans une situation où les bons résultats des examens et le caractère rassurant, voire désinvolte du médecin semblent nier la réalité de ses symptômes, et nier du même coup leur impact sur la qualité de vie de l'individu qui, lui, souffre.

La fréquence de la maladie

Il s'agit d'un motif fréquent de consultation en médecine générale ou chez un médecin spécialiste, en première ligne chez les gastro-entérologues. Sa prévalence moyenne est de 10 % dans la population générale.

Le mode de présentation habituel

Les critères diagnostiques retenus sont l'association de douleurs abdominales récidivantes au moins 3 jours par mois de manière chronique, c'est-à-dire pendant au moins les 3 derniers mois, et d'une modification de la fréquence des selles et de leur consistance. Les patients se plaignent fréquemment d'un inconfort intestinal avec sensation de digestion difficile et parfois ballonnements douloureux, flatulences.

Les examens réalisés

Il est parfois nécessaire de pratiquer des examens pour éliminer d'autres maladies, notamment si les symptômes digestifs sont apparus récemment. En cas de SII, une prise de sang ne montre pas de carences ni de syndrome inflammatoire. Si une coloscopie est réalisée, elle est normale.

Le pronostic

Les symptômes sont souvent prolongés, avec parfois des périodes d'amélioration spontanée, suivies de réapparition des périodes douloureuses. Il s'agit donc d'un diagnostic qui tient compte de l'interrogatoire mené lors de la consultation, avec notamment des troubles digestifs chroniques sans altération de l'état général, c'est-à-dire sans perte de poids ni d'appétit, et sans fièvre, le tout avec des examens de routine qui sont normaux.

Les pistes pour comprendre et expliquer cette maladie

Si initialement le SII était considéré comme un trouble de la motricité intestinale, on sait maintenant qu'il est une affection multifactorielle. Les mécanismes physiopathologiques des symptômes, et notamment des douleurs, sont multiples. Une meilleure compréhension de ces troubles pourrait améliorer la prise en charge de ces malades et ouvrir de nouvelles perspectives thérapeutiques.

On distingue habituellement deux types de présentations, se répartissant de manière à peu près égale : les formes à constipation prédominante et les formes à diarrhée prédominante. Il est possible qu'un patient passe d'une forme à l'autre.

Les troubles de la motricité intestinale

Des anomalies motrices ont été mises en évidence au niveau de l'intestin grêle, surtout chez les patients atteints de diarrhée. On trouve chez eux une hyperactivité motrice qui semble aggravée par l'alimentation et le stress. De manière inverse, les malades souffrant d'un SII avec constipation ont parfois une réponse colique abaissée à l'alimentation.

Ces anomalies de la motricité ont un impact sur le transit des gaz digestifs, en favorisant notamment leur rétention intestinale, ce qui peut être à l'origine d'une sensation d'inconfort et de ballonnements. Si ces anomalies motrices ne peuvent à elles seules expliquer l'ensemble des symptômes douloureux, il faut en tenir compte et les rechercher lors de la consultation pour tenter d'agir sur ces troubles du transit, afin de diminuer les douleurs.

L'hypersensibilité viscérale

Plus de la moitié des malades avec SII présenteraient une hypersensibilité digestive. Cette hypersensibilité a été démontrée il y a 30 ans déjà, alors qu'on constatait qu'une distension du rectum, ou côlon sigmoïde (partie juste au-dessus du rectum), par un ballonnet (petit ballon que l'on gonfle) déclenchait une douleur chez plus de la moitié des patients souffrant d'un SII, alors que le même volume de distension n'était perçu comme douloureux que chez 6 % des sujets sans maladie.

Cette hypersensibilité peut être également extra-intestinale : en effet, il peut exister une hypersensibilité bronchique avec des manifestations asthmatiformes (qui prennent la forme de l'asthme – gêne respiratoire, sifflement… – sans en être), vésicale (entraînant une cystite sans infection urinaire visible), musculaire et/ou articulaire.

Les mécanismes responsables de cette hypersensibilité viscérale sont complexes. On en distingue deux :

- Les neurones présents dans la paroi digestive pourraient être anormalement stimulés par des médiateurs comme la sérotonine, qui abaisseraient le seuil de sensibilité de ces neurones. Les personnes souffrant d'une dépression présentent des anomalies de la sensibilité de ces neurones. Les traitements de la dépression agissant sur la sérotonine pourraient donc avoir un effet direct positif sur cette hypersensibilité viscérale.

- L'hypersensibilité viscérale pourrait également découler d'une hyperexcitabilité neuronale au niveau de la moelle épinière. En résumé, un message d'intensité normale pourrait être amplifié et perçu de façon consciente comme douloureux et pénible.

Une augmentation de la perméabilité intestinale

Si la perméabilité intestinale, notamment au niveau du côlon, est augmentée, les protéines alimentaires et bactériennes peuvent traverser la paroi intestinale et déclencher une inflammation locale avec afflux de cellules. Ces cellules peuvent alors libérer des médiateurs de l'inflammation, capables à leur tour de sensibiliser les neurones de la paroi.

De nombreux éléments semblent pouvoir modifier cette perméabilité intestinale : le stress, des agressions médicamenteuses, infectieuses, mais aussi l'alimentation en cas de diététique riche en lipides.

Il est très difficile par des examens de routine de faire la preuve d'une anomalie de la perméabilité. Nous n'avons pas non plus à disposition des médicaments qui aient réellement fait la preuve, d'un point de vue scientifique, de leur efficacité chez l'homme.

Une perturbation du microbiote

Le SII postinfectieux, une forme particulière de SII

Nous avons vu dans le chapitre précédent le rôle potentiel d'un déséquilibre du microbiote sur l'aggravation, voire l'apparition de certaines maladies, même non intestinales. Lors du SII, des modifications du microbiote pourraient induire des troubles de la motricité intestinale mais aussi favoriser une hypersensibilité. En effet, les gaz et les acides gras issus du processus de fermentation peuvent moduler la motricité intestinale.

Dans un certain nombre de cas, les patients rapportent que le début des symptômes coïncide avec les suites d'une gastroentérite aiguë. Cette forme de SII, appelée « SII postinfectieux », est maintenant parfaitement reconnue. Elle représente environ 20 % des SII et succède donc à une infection bactérienne, comme une salmonellose, ou parasitaire. Plus l'infection initiale est longue et sévère, plus le risque de développer ce SII semble augmenté, en particulier chez les sujets jeunes et anxieux. Ce SII pourrait résulter de la persistance d'un état inflammatoire local après l'infection aiguë qui a déséquilibré le microbiote.

Dans le SII « classique », un déséquilibre du microbiote a-t-il été démontré ?

Au cours du SII, des modifications du microbiote ont pu être identifiées, en particulier chez les patients souffrant de SII diarrhéique. Ces différences de microbiote pourraient entraîner des modifications métaboliques. Ainsi, on comprend mieux pourquoi, pour une même alimentation, la production de gaz peut être augmentée chez des sujets avec SII par rapport à des sujets non malades. Chez les personnes souffrant d'un SII, une diététique visant à diminuer cette fermentation afin de réduire la production de gaz peut soulager certains patients. Ces différences de composition du microbiote pourraient aussi expliquer la mauvaise tolérance d'une alimentation riche en fibres insolubles (céréales entières, noix, graines, légumes riches en cellulose, tels que le brocoli, les asperges) chez ces patients.

S'il existe donc des raisons qui font penser à un rôle possible du microbiote au cours du SII, il n'est pas clairement démontré que la modification de la flore puisse améliorer de manière significative le SII. Néanmoins, on peut comprendre qu'il existe un intérêt probable des probiotiques, des prébiotiques, voire des antibiotiques selon la situation.

La pullulation bactérienne de l'intestin grêle

La pullulation bactérienne dans l'intestin grêle pourrait être un élément favorisant du SII. Il s'agit en fait d'une production accrue d'hydrogène et de méthane, qui s'explique par l'extension de la zone de fermentation. En effet, normalement, la fermentation des résidus des sucres a lieu dans le côlon uniquement. Une pullulation bactérienne de l'intestin grêle témoigne d'une fermentation à son niveau. Si certaines causes de pullulation sont bien connues, comme la présence de diverticules (petites hernies dans la paroi intestinale) dans l'intestin grêle favorisant la stagnation et la prolifération de bactéries, les causes de pullulation de l'intestin grêle ne sont toujours pas connues.

Cette pullulation pourrait elle-même favoriser une inflammation intestinale locale et déclencher des troubles moteurs au niveau de l'intestin grêle. Chez certains patients souffrant de SII, elle pourrait donc être responsable de troubles de la motricité et contribuer au ballonnement abdominal dont se plaignent beaucoup les patients. Cela explique que des patients soient soulagés lors de la prise de certains antibiotiques.

Les facteurs psychologiques et de stress jouent-ils un rôle ?

Vaste question… Nous avons vu lors des chapitres précédents les voies de communication entre le tube digestif et le cerveau. Certains médiateurs peuvent agir sur le fonctionnement gastro-intestinal en affectant la sensibilité viscérale et l'immunité intestinale. Or, on sait que les troubles psychologiques, mais aussi les troubles de l'humeur, peuvent être responsables de l'activité de ce système nerveux autonome. Il est donc essentiel d'avoir une vision globale et de traiter, par exemple, une dépression sous-jacente pour agir positivement sur la maladie intestinale par le biais notamment de la réduction de cette hypersensibilité viscérale.

Le traitement du SII

Nous venons de voir que les pistes de compréhension du SII, maladie fréquente, sont nombreuses et de plus en plus précises. Elles ouvrent des perspectives thérapeutiques intéressantes. Si jusqu'à présent le traitement reposait sur un traitement symptomatique à base d'antalgiques antispasmodiques pour agir sur la douleur plus que sur la cause, la connaissance de ces nouvelles pistes conduit à proposer d'autres voies thérapeutiques.

Les données actuelles suggèrent que les probiotiques peuvent être une option thérapeutique. Mais il est impossible de répondre clairement sur le type de souches à utiliser, la dose ou la durée.

En cas d'hypersensibilité viscérale, on peut prescrire des traitements cherchant à moduler la sécrétion de sérotonine, comme des antidépresseurs à faible dose ou certains traitements antiépileptiques.

Dans l'hypothèse du caractère micro-inflammatoire local, comment ne pas réfléchir à des stratégies de traitement tentant d'agir sur la pullulation de l'intestin grêle en utilisant certains antibiotiques ? Mais pourquoi se servir de certains traitements ayant une action sur l'activation de l'inflammation locale, comme dans le cadre des maladies inflammatoires chroniques de l'intestin (comme la maladie de Crohn) ?

Et demain ?

À l'avenir, on aimerait à disposer de tests simples pour tenter de comprendre dans quelle situation prépondérante le patient se situe, car il apparaît que même si les symptômes semblent relativement identiques, il existerait plusieurs types de SII. Un traitement pourrait alors être proposé en fonction du type de troubles présentés.

Aujourd'hui, nous sommes à un tournant de la prise en charge de la maladie. En effet, compte tenu de la fréquence de cette maladie et de l'impact qu'elle peut avoir sur les patients, la recherche a permis de faire des progrès considérables dans la compréhension de la physiopathologie du SII, ouvrant des perspectives majeures à court terme dans la prise en charge.

Je me souviens d'un de mes maîtres, professeur de gastroentérologie de grande renommée, nous faisant un cours sur le SII, et qui, déjà en 1995, nous expliquait que sa plus grande victoire était de recevoir en consultation un patient atteint de SII et de réussir à le faire sortir de cette consultation sans ordonnance. Pendant longtemps, je me suis interrogée sur la signification de cette attitude : était-ce de la déconsidération à l'égard de la maladie et donc du malade ? Bien sûr que non ! L'absence d'ordonnance était tout simplement la résultante d'un long entretien consistant à expliquer au patient la réalité de ses symptômes, l'absence de risques, en termes de santé, pour son organisme. Tous les médecins (et même les patients !) savent qu'il est parfois plus simple de rédiger une ordonnance prescrivant quelques médicaments ou produits dont on connaît le caractère inoffensif, sans en attendre un réel bénéfice, plutôt que de passer du temps à expliquer les mécanismes de la maladie et l'absence de thérapeutique efficace. Jeune interne, j'étais étonnée de voir que ces malades qui sortaient de la consultation sans ordonnance semblaient pourtant aller mieux que ceux à qui on avait prescrit certains médicaments dits symptomatiques. Aujourd'hui, doit-on sortir d'une consultation sans ordonnance lorsque l'on souffre d'un SII ? Non, je ne crois pas. Même si cela reste une source de discussions animées entre collègues, je crois que nous en savons plus maintenant, et que toutes ces pistes nous obligent à réfléchir autrement et à proposer des traitements qui puissent agir sur cette maladie.

Les thérapeutiques complémentaires

Il ne faut pas oublier les thérapeutiques complémentaires, parfois considérées comme alternatives, car non médicamenteuses : elles peuvent en effet avoir une efficacité réelle dans cette situation. Compte tenu de l'importance du rôle du stress, de l'anxiété et d'autres facteurs psychologiques qui participent à la physiopathologie complexe de cette maladie, l'hypnose, la relaxation, la sophrologie, sont des alternatives et/ou des compléments thérapeutiques à envisager.

Nous pouvons aussi tenter d'agir selon le type de SII :

- Pour les troubles de la motricité : des antispasmodiques ou des molécules plus récentes avec une action dans les formes sévères de constipation (5HT4, prucalopride, commercialisée sous le nom de Resolor®).

- Pour l'hypersensibilité viscérale : des antiépileptiques et des antidépresseurs à petite dose.
- Pour la fermentation accrue : modification de l'alimentation en diminuant, par exemple, la consommation de certains sucres dits « fermentescibles » (fructose, édulcorants de type sorbitol) ; utilisation de probiotiques.
- Pour un déséquilibre du microbiote, notamment chez les sujets ayant une forme de SII postinfectieux et dans le cas d'une pullulation de l'intestin grêle : certains antibiotiques à visée intestinale (rifaximine) ou des probiotiques avec une variabilité individuelle de réponse importante (ne pas hésiter à tester différents probiotiques).
- Pour l'hypersensibilité viscérale : des traitements utilisés dans le cadre de l'anxiété, de la dépression (antidépresseurs tricycliques).

Être à l'écoute du patient

Les possibilités thérapeutiques sont nombreuses, mais il est difficile à ce jour de savoir si tel patient répondra ou pas à tel traitement. Il est donc essentiel de rester à l'écoute du patient, d'analyser les symptômes, les échecs ou les améliorations à la suite d'un traitement ou d'une diététique spécifique, pour adapter la stratégie de prise en charge.

Il faut aussi garder cette humilité indispensable à l'exercice de notre profession : cette maladie est un exemple typique de la complexité de prise en charge pour le médecin, qui doit passer du temps à expliquer ce que l'on sait aujourd'hui de cette maladie pourtant difficile à soigner et apporter de manière certaine le confort que recherche le patient.

Vous trouverez à ce sujet un peu plus loin (p. 136) le témoignage d'un patient et celui d'un médecin, le Pr Philippe Ducrotté, gastro-entérologue à Rouen, l'un des chefs de file en termes de connaissance de cette maladie, et vrai clinicien au contact de ces patients.

Maladie cœliaque et SII sont-ils liés ?

Une association du SII avec la maladie cœliaque a été décrite dans certaines études, mais la coexistence réelle des deux maladies est rare et ne justifie pas, par exemple, un régime sans gluten en l'absence de maladie cœliaque avérée. Il convient donc d'être extrêmement prudent et de ne pas céder à cette mode du « sans gluten » véhiculée très largement de nos jours par certaines personnes médiatiques qui prônent ce régime « bien-être ».

Le régime sans gluten est-il conseillé au cours d'un SII ?

Certains rapportent qu'il existe une amélioration possible des symptômes chez les patients qui exprimeraient une hypersensibilité au gluten sans avoir pour autant de maladie cœliaque. Ainsi, une équipe mondialement reconnue d'un hôpital et centre de recherche aux États-Unis (Alan Zinsmeister et Marie Vazquez-Roque de la Mayo Clinic, à Rochester) nous communiquent des résultats quant à l'effet de 4 semaines d'un régime strict sans gluten chez des patients présentant un SII à forme de diarrhée prédominante. Auparavant, ils ont vérifié s'ils étaient porteurs ou non de la prédisposition génétique établie au cours de la maladie cœliaque. L'effet du régime sans gluten en fonction de la présence ou non de ces gènes a été évalué. En résumé, dans ce travail réalisé sur seulement 45 patients, les auteurs décrivent une amélioration du nombre de selles avec une diminution de la diarrhée chez les sujets qui présentent les gènes de prédisposition de la maladie cœliaque.

Ces résultats plaident en faveur du régime sans gluten dans une population très ciblée présentant un SII. D'autres études montrent que dans certaines situations de SII les symptômes de la maladie sont légèrement améliorés par un régime sans gluten, mais à ce jour, les preuves sont insuffisantes pour recommander ce régime d'exclusion comme thérapeutique.

Certains aliments peuvent-ils favoriser des symptômes ?

Les patients décrivent souvent une aggravation des symptômes liée à l'absorption de certains aliments. Ainsi, 2/3 des patients déclarent que leurs symptômes sont en relation avec l'alimentation, et se manifestent le plus souvent dans les 3 heures qui suivent le repas. Les aliments les plus fréquemment cités sont :

- la crème et le lait, entraînant des douleurs et des selles liquides ;
- le chou, l'oignon, les pois et les haricots blancs, responsables de gaz, de douleurs et de ballonnements ;
- les épices fortes, les aliments frits, les pizzas, responsables de douleurs, de selles liquides ;
- l'alcool, provoquant des selles liquides ;
- le café, responsable de reflux, d'une sensation douloureuse au niveau de l'estomac et favorisant les selles liquides.

Qu'en est-il du rôle des fibres et des lipides ?

L'enrichissement de l'alimentation en fibres, parfois recommandé en cas de constipation chronique, ne semble pas avoir d'intérêt. Il convient toutefois de noter que les fibres dites « solubles » sont mieux supportées que les fibres insolubles qui peuvent même aggraver certains symptômes comme les ballonnements.

Quelques exemples d'aliments riches en fibres solubles

- Le pain de seigle.
- Le pain de son d'avoine (sans blé entier), les céréales d'avoine, la farine d'avoine.
- Le sarrasin.
- Les légumes (à consommer de préférence cuits) : carotte, courgette, courge, asperge, pomme de terre.
- Les fruits : orange, pamplemousse, pêche.

Quelques exemples d'aliments riches en fibres insolubles

- Le blé entier, le son de blé, le pain au blé entier, le pain multigraine, le pain aux graines de lin.
- Les pâtes au blé entier.
- Le maïs entier.
- Les choux de Bruxelles, le brocoli, les pois.
- Les fruits séchés (pruneaux, figues, dattes).

Certains patients avec SII ont observé que les repas riches en graisses pouvaient également augmenter les symptômes, tels les spasmes douloureux intestinaux et les troubles du transit.

Qu'en est-il du lait ?

Les patients décrivent fréquemment une aggravation des symptômes par l'ingestion de lait. Cette constatation n'est pas pour autant toujours synonyme d'intolérance au lactose. L'intolérance au lactose est un syndrome lié au déficit en lactase, une enzyme qui se trouve au niveau de l'intestin grêle et qui est nécessaire à la digestion, mais qui, de manière physiologique, diminue progressivement avec l'âge. On retrouve suivant les populations jusqu'à 70 % d'individus qui ont un déficit de capacité d'absorption ; celui-ci peut être mis en évidence par un test respiratoire à l'hydrogène pour l'intolérance au lactose – il peut cependant être positif sans symptôme. En cas d'intolérance, si les quantités de lactose ingérées (lait, yaourt, glace) dépassent les capacités d'absorption, il peut y avoir une fermentation par les bactéries coliques, entraînant ballonnements, gaz, inconfort digestif et/ou diarrhée. Les symptômes liés à l'intolérance au lactose peuvent passer pour des symptômes du SII.

Et qu'en est-il des glucides ?

Certains sucres, utilisés notamment par l'industrie agroalimentaire, mais aussi présents sous forme naturelle dans de nombreux aliments, pourraient favoriser les symptômes du SII. Ainsi, ces sucres dits « fermentescibles » (ou FODMAPs) pourraient aggraver les douleurs et les ballonnements par une modification de la production de gaz. Une alimentation pauvre en glucides fermentescibles pourrait diminuer les symptômes, notamment les ballonnements.

Quelques exemples d'aliments riches en FODMAPs

- Les édulcorants.
- Tous les aliments industriels contenant du sirop de maïs à haute teneur en fructose.
- Certains fruits (plus riches en fructose qu'en glucose) :
    - les cerises ;
    - les pommes ;
    - les mangues ;
    - les abricots.

Nous avons vu ici que, si des liens semblent pouvoir être établis entre certains aliments et des symptômes, il reste difficile de prodiguer des conseils diététiques simples et concrets pour les patients. Le Pr Jean-Marc Sabaté, gastro-entérologue au CHU Louis-Mourier à Colombes, un des grands spécialistes de cette maladie en France, a écrit récemment : « *On pourrait ainsi recommander en fonction des situations individuelles d'éviter des repas trop abondants, de manger des fibres en quantité normale, de diminuer sans les exclure le lactose (lait, glace, yaourt), les graisses, le fructose (miel, pommes, poires, dattes, oranges), les aliments producteurs de gaz (pois, brocolis, choux, son) et le sorbitol, le mannitol, le xylitol (chewing-gum sans sucre) pour diminuer la charge en FODMAPs de l'alimentation.* »

EN RÉSUMÉ

Le syndrome de l'intestin irritable (SII), appelé également « colopathie fonctionnelle », est une maladie fréquente touchant environ 5 % de la population en France.

Le SII est une pathologie chronique qui associe douleurs abdominales, ballonnements et troubles du transit (avec, selon la présentation, une constipation ou une diarrhée, voire une alternance des deux).

Selon la sévérité des symptômes, l'altération de la qualité de vie peut être importante.

Les mécanismes physiopathologiques des symptômes, et notamment des douleurs, sont multiples, associant des troubles de la motricité intestinale, une hypersensibilité viscérale, des anomalies du microbiote.

Les traitements sont souvent partiellement efficaces. Ils ont pour but d'améliorer le transit, d'atténuer les ballonnements, de moduler le microbiote et de diminuer l'hypersensibilité viscérale. Ils peuvent comprendre des laxatifs, des antispasmodiques, des antibiotiques, des probiotiques, des antidépresseurs (pour l'hypersensibilité viscérale).

L'alimentation a un rôle probable dans certaines formes de SII. Les aliments favorisant la fermentation, comme les choux ou les haricots blancs, peuvent aggraver les symptômes douloureux chez certains patients par l'augmentation des ballonnements. Mais il faut être prudent face aux régimes dits « d'exclusion », car ils peuvent au long cours induire un déséquilibre et favoriser l'apparition de carences.

Il existe probablement une place pour des traitements dits « alternatifs », mais nous manquons de données scientifiques. Actuellement, parmi ces thérapeutiques, l'hypnose semble avoir démontré un impact positif pour certains de ces patients.

Témoignages

Voici l'histoire clinique d'une patiente vue en consultation il y a quelques années.

Il s'agit d'une femme de 35 ans, mère de 3 enfants, fumeuse, avec un travail stressant à la DRH d'une grosse société. Elle se plaint de douleurs abdominales depuis 3 ans, pour lesquelles elle a consulté un gastro-entérologue qui a évoqué une colopathie. Elle reconsulte aujourd'hui, car depuis 3 mois elle présente des douleurs abdominales plus importantes, parfois jugées intolérables, surtout en fin de journée, associées à des ballonnements abdominaux. Elle décrit des spasmes douloureux, des crampes et parfois des brûlures internes. Elle dit avoir toujours été constipée et prend régulièrement des laxatifs. À l'interrogatoire et à l'examen clinique, on retrouve une alternance de diarrhée et de constipation, sans toutefois perte de poids. L'état général est conservé. À l'examen, l'abdomen est souple et un peu sensible à la palpation, sans masse palpable. Une prise de sang ne montre pas d'anémie (diminution des globules rouges), pas de signes d'inflammation. Ma patiente attribue l'exacerbation de ses douleurs à un choc psychologique, l'annonce d'un cancer du poumon chez sa mère âgée de 65 ans. Les signes rassurants sont l'absence d'altération de l'état général : pas de perte de poids, pas d'anorexie (diminution ou perte de l'appétit), pas d'asthénie (fatigue). Les examens cliniques et biologiques sont normaux, j'en conclus qu'il s'agit d'une patiente avec des troubles fonctionnels intestinaux. Je la rassure et lui explique qu'il n'est pas nécessaire de faire des examens complémentaires. Je lui propose une psychothérapie de soutien et lui prescris des traitements symptomatiques de la constipation.

Voici maintenant le témoignage de Mme F., recueilli par l'Association des patients souffrant du syndrome de l'intestin irritable (Apssii) (http://www.apssii.org).

Quelle est la maladie dont vous souffrez ?

La maladie dont je souffre s'appelle le « syndrome de l'intestin irritable ». J'ai ce problème depuis environ 15 ans. Mais le mot définissant cette maladie a été posé bien plus tard. Après avoir parcouru tous les hôpitaux de Paris, après avoir rencontré plus d'une dizaine de médecins, de gastro-entérologues qui me parlaient de colopathie fonctionnelle et ne semblaient pas comprendre ma souffrance, j'ai enfin rencontré un médecin et une équipe qui ont porté clairement le diagnostic de syndrome de l'intestin irritable et ont compris ma souffrance. Jusqu'ici, on me disait que ce n'était pas grave, qu'il fallait que je gère mon stress. Il a fallu 7 à 8 ans d'errance, de consultations répétées et d'examens multiples avant d'arriver dans un centre spécialisé où j'ai enfin trouvé l'écoute qui me manquait. J'avais réalisé beaucoup d'examens – prises de sang, 4 à 5 coloscopies et tant d'autres… J'étais très inquiète, car je sentais que ma souffrance s'aggravait avec le temps.

Quels étaient ou quels sont ces symptômes ?

Dans mon cas, ma plus grande difficulté est liée aux douleurs qui sont quotidiennes, avec parfois des crises très importantes qui m'empêchent d'avoir une vie normale. J'ai, par ailleurs, des ballonnements et une difficulté à aller à la selle. Cet inconfort est là depuis si longtemps… Au début, j'avais du mal à en parler. Maintenant, je peux en parler, mais je ressens toujours une grande émotion. Je me rappelle ce par quoi je suis passée. J'ai ressenti et je ressens encore parfois de la colère. Je me disais : « Comment un pays comme la France n'est-il pas capable d'aider, de comprendre et de soulager la douleur ? » Car cette douleur est réelle et finit par entraîner un isolement. En effet, je me sentais seule et en colère. Personne pour vous comprendre, vous aider. Je me sentais isolée, déprimée.

Vous souvenez-vous de la première consultation avec le médecin qui vous a expliqué la maladie dont vous souffrez ?

Je me souviens très bien de cette consultation. Le médecin m'a fait décrire les symptômes. Il m'a écoutée et le diagnostic a été posé : le syndrome de l'intestin irritable. Il m'a expliqué la réalité mais aussi la complexité de cette maladie. Il m'a expliqué également qu'il n'existait pas à ce jour de traitement qui permette de guérir cette maladie. J'étais néanmoins soulagée, car il m'a rassurée en me disant que ce n'était pas « dans la tête ». Il y a 5 à 10 % de la population qui souffrent de cette maladie ! Je n'étais donc pas seule. Mettre un nom dessus m'a fait du bien. Pendant des années, j'avais fait une psychothérapie, car on me disait que c'était parce que j'étais trop stressée et anxieuse que je souffrais. Je ne dis pas que cette thérapie ne m'a pas fait du bien, mais elle ne pouvait, à elle seule, être le traitement de la maladie. Sans compter que je culpabilisais. Je me disais que si j'étais malade, j'en étais responsable. Parfois, je me demandais si je n'étais pas dingue et si je ne me complaisais pas dans cette souffrance. Je ne pouvais plus travailler.

L'annonce du diagnostic, la compréhension de ma souffrance par le médecin ont été essentiels. J'ai enfin eu des explications. Actuellement, je travaille à mi-temps du fait de cette pathologie. Heureusement que j'ai rencontré ce médecin qui a compris ma souffrance. Cependant, des sentiments de tristesse et de colère demeurent, dus au fait que cette pathologie n'est pas reconnue comme les autres. La plupart des médecins ne comprennent pas cette maladie, d'où le manque de bienveillancc à l'égard des malades, de curiosité et d'un réel intérêt pour cette pathologie. Quant à l'entourage familial, il est dépassé et impuissant quand il n'est pas sourd et désintéressé, car il n'est pas suffisamment informé et ne fait pas toujours la démarche de s'informer. Aussi, j'ai le sentiment de souffrir d'une maladie non reconnue, je me sens « dévalorisée ». Les personnes ne comprennent pas qu'il puisse s'agir d'une maladie très invalidante.

Quelles sont ou ont été vos principales difficultés ?

Plusieurs difficultés persistent. J'ai souvent du mal à comprendre pourquoi on ne trouve pas quelque chose pour me soulager. Il y a aussi la difficulté d'en parler et le regard des autres. La réaction des gens est difficile à supporter. J'ai l'impression que les personnes ne reçoivent pas le message, comme si c'était banal, pas grave, pas important. Si j'avais dit : « Je souffre d'un cancer », je pense que les personnes auraient une oreille plus attentive. Mais maintenant, j'essaie de ne plus m'isoler.

Comment voyez-vous votre traitement ?

Aujourd'hui, je me sens plus forte. Je continue mon parcours thérapeutique.

Je travaille sur plusieurs axes : je poursuis mon suivi dans le centre où j'ai eu enfin un diagnostic de posé et surtout une reconnaissance de mes souffrances, mais je cherche aussi à améliorer les symptômes et donc la maladie par des méthodes non médicamenteuses qui m'apportent un certain confort: acupuncture, ostéopathie, traitement homéopathique, hypnose. Je fais aussi attention à mon hygiène alimentaire. Je deviens moi-même actrice dans la prise en charge de ma maladie.

Quels sont vos espoirs, vos perspectives ?

Je souhaite que l'on soit entendu. Il faut que cette maladie soit connue et reconnue. J'ai cofondé une association, l'Apssii, avec le Pr Jean-Marc Sabaté. C'est devenu mon combat, notre combat pour les malades, pour être reconnus et entendus.

Que diriez-vous aux patients qui souffrent de cette maladie ?

Surtout d'être courageux. Et de ne pas baisser les bras. Tenter de trouver un parcours thérapeutique, un parcours de soins, avec une aide parallèle qui peut les aider. Même si pour le moment il n'y a pas vraiment de traitement efficace, il y a quelques données qui peuvent apporter un certain confort, comme une bonne hygiène alimentaire, car il ne faut surtout pas se priver de manger ! Et aussi de l'exercice physique. On peut aussi mettre en place des stratégies d'adaptation, afin d'avoir une vie sociale qui permette de sortir et de rencontrer du monde: c'est important, même s'il faut s'octroyer le droit de ne rien faire quand les maux font trop souffrir. Et enfin: ne pas s'isoler, ne pas se renfermer sur soi.

Voici maintenant le témoignage du Pr Philippe Ducrotté, du CHU de Rouen, qui évoque la première rencontre avec un sujet souffrant d'un syndrome de l'intestin irritable : un moment important de la prise en charge. Écoutons-le.

« La première consultation avec un patient qui décrit un syndrome de l'intestin irritable est importante, car elle influence beaucoup la relation entre le patient et son médecin.

» Le temps d'écoute est essentiel. Il ne doit pas être trop raccourci, même si la salle d'attente est bien remplie. En effet, laisser le malade décrire ses symptômes permet la hiérarchisation des différentes plaintes pour déterminer la ou les cible(s) prioritaire(s) pour le traitement. Le malade a aussi besoin d'exprimer ses craintes devant des symptômes chroniques qui altèrent sa qualité de vie, car la normalité des différents examens qu'il a déjà subis est plutôt une source d'inquiétude quand les symptômes persistent sans explication. La crainte d'un diagnostic méconnu (notamment le diagnostic d'un cancer profond) est souvent sous-jacente. L'échec des traitements que le patient a déjà reçus est un motif d'inquiétude mais aussi de ressentiment vis-à-vis du corps médical. Il faut donc lui laisser le temps, sans trop l'interrompre, de décrire ses symptômes, ce qu'il fait souvent de façon détaillée, mais aussi parfois de façon un peu agressive, car il n'admet pas l'échec médical. D'autre part, la prescription d'éventuels nouveaux examens complémentaires ne peut s'envisager que si l'on a pris le temps de regarder ceux qu'il a déjà subis. Cette phase de la consultation, qui prend du temps, est donc essentielle, car un patient qu'on écoute, qu'on examine et dont on regarde les examens se sent cru : "Mes symptômes sont bien réels et pas seulement dans ma tête." L'empathie dont le médecin fait preuve vis-à-vis du patient, qui vit une situation pénible, est favorable à l'instauration d'un climat de confiance.

» Lorsque le diagnostic de SII est acquis, les explications qui peuvent être apportées à la physiopathologie des symptômes sont une seconde étape importante : elles permettent de rassurer un peu le patient, qui comprend mieux pourquoi il souffre de l'abdomen. Cette étape d'explication physiopathologique est souvent un moment favorable pour aborder les difficultés que le malade a pu rencontrer dans sa vie. Des événements de vie douloureux (deuils, divorce…), un stress chronique, des violences subies sont autant de facteurs connus pour influencer la sévérité des symptômes et leur vécu. Ne pas s'y intéresser occulte une partie importante de la prise en charge. Mais cette étape peut heurter, surtout lors de la première consultation, où un patient peut être sur la défensive, car il ne connaît pas encore bien le médecin qui est en face de lui ou rejette toute relation entre un mal-être psychologique et ses symptômes intestinaux. De plus, cette phase prend du temps. Il est donc opportun de garder à l'esprit ces difficultés pour aborder éventuellement le sujet seulement lors des consultations ultérieures.

» Le contrat thérapeutique qui est passé avec le patient à la fin de la consultation doit lui être expliqué. La durée d'évolution de la symptomatologie est alors critique. Il est bien établi que le risque de voir persister les symptômes sous traitement est plus important lorsque la durée d'évolution s'allonge. Au-delà de 5 ans d'évolution, dire au patient que le traitement va soulager sa douleur, mais sans doute sans la faire disparaître, est une attitude plus opportune que de lui dire que ses symptômes vont disparaître. Le recours à certains médicaments, antidépresseurs notamment, doit également être expliqué pour réduire le risque de non-adhésion au traitement. »

Ce que l'on peut en dire

Ces différents témoignages appellent des commentaires.

Nous pouvons constater un réel décalage entre le ressenti du patient et le regard de nombreux médecins. En consultation, le médecin a toujours l'angoisse de ne pas repérer une maladie potentiellement grave. Pour le médecin, une maladie grave est une maladie qui entraîne ou peut entraîner des répercussions vitales. Devant des douleurs abdominales chroniques, certains diagnostics sont toujours évoqués, comme le cancer du côlon, l'ulcère gastro-duodénal, les maladies chroniques inflammatoires, la pancréatite chronique et beaucoup d'autres pathologies. L'interrogatoire, l'examen clinique et des examens biologiques simples permettent le plus souvent d'éliminer ces types de diagnostics. En cas de suspicion, des examens plus approfondis seront indiqués : radiologiques (scanner, IRM) ou endoscopiques (fibroscopie œso-gastro-duodénale, coloscopie). Si l'ensemble des éléments est en faveur d'un trouble fonctionnel intestinal, le médecin est rassuré et peut alors avoir tendance à sous-estimer le ressenti du patient. En effet, le médecin a le sentiment d'annoncer une bonne nouvelle lorsqu'il explique qu'il n'existe rien de grave, à savoir pas de cancer, pas d'ulcère, pas d'inflammation. Mais pour le patient qui souffre terriblement, les mots « vous n'avez rien de grave » sont parfois entendus comme « vous exagérez, vos symptômes ne sont pas si importants, car vous n'avez rien ».

Comment comprendre que des douleurs aussi importantes, avec parfois un retentissement réel sur la vie quotidienne, n'aient pas de traduction objective sur une radiographie, une prise de sang ou une endoscopie ?

Aussi, une véritable relation d'écoute et de confiance doit s'installer pour mieux comprendre et accepter cette maladie qui peut devenir très invalidante.

L'hypnothérapie ?

Voici maintenant l'interview d'un spécialiste des troubles fonctionnels digestifs (TFD), qui utilise… l'hypnose.
Le Dr Philippe de Saussure est docteur en médecine, spécialisé en gastro-entérologie. Parallèlement à son activité principale, le suivi des patients souffrant de maladies inflammatoires chroniques de l'intestin, il pratique et développe l'hypnothérapie, en particulier dans le domaine des TFD), appelés également « syndrome de l'intestin irritable » (SII). Il est membre du comité de fondation de l'Institut romand d'hypnose suisse (IRHyS).

Qu'est-ce que l'hypnose ?

Au départ, l'hypnose concerne certaines facultés mentales essentielles. L'une d'entre elles est la concentration. Par exemple, lorsque nous nous concentrons pour lire un livre, nous n'entendons plus l'horloge qui sonne : le cerveau a momentanément « coupé le son » pour faciliter la lecture.
Une autre faculté essentielle est la dissociation, soit la possibilité de faire deux choses en même temps. Par exemple, nous pouvons tenir une conversation et en même temps peler des fruits. Dans ce cas, le travail des mains se fait presque automatiquement, machinalement.
Ce qu'on appelle « hypnose » est l'état de concentration et de dissociation où nous pouvons nous plonger lorsque nous collaborons volontairement avec un thérapeute. Cela présuppose une bonne relation de confiance.

En hypnose, la perception de notre corps est renouvelée, « remise à zéro ». C'est un état de disponibilité et de réceptivité dans lequel l'activité inconsciente s'exprime plus spontanément. Cela peut se manifester, par exemple, par la facilité à produire des images mentales ou à faire un lien entre des sensations physiques et des émotions. Dans une certaine mesure, il est aussi possible pour le sujet en hypnose de gagner une influence sur des fonctions « automatiques » du corps, comme le rythme cardiaque ou la digestion.

L'hypnose, telle qu'elle est pratiquée actuellement, est souvent appelée hypnose « ericksonienne », en référence au médecin américain Milton Erickson (1901-1980) qui a révolutionné l'approche hypnotique. Dans l'hypnose ericksonienne, le patient garde sa conscience et sa lucidité pendant toute la séance, il peut dialoguer avec le thérapeute dans une atmosphère de confiance. Cette hypnose-ci, utilisée en médecine, n'a rien à voir avec l'ancienne hypnose autoritaire (« Dormez, je le veux ! ») telle qu'elle est décrite dans l'album de Tintin, *Les Sept Boules de cristal* !

Peut-on utiliser l'hypnose pour soigner ?

Oui. À un niveau élémentaire, des actions très communes, comme celle de lire une histoire à un enfant pour l'aider à s'endormir ou de lui montrer un animal en peluche au moment d'arracher son sparadrap, sont une forme d'hypnose. En effet, l'enfant qui se concentre sur l'histoire « coupe le son » de ses autres préoccupations et se prépare au sommeil. La distraction par la peluche est une forme de « concentration » qui modifie le vécu de l'arrachement du pansement : la crainte n'étant plus là, il ne reste que le bref tiraillement des poils, qui est très supportable.

Quand l'état d'hypnose est volontairement utilisé par un soignant dans le but de soulager des souffrances, on parle d'« hypnothérapie ». L'hypnothérapie est utilisée pour soigner de nombreuses affections médicales, dont les troubles fonctionnels digestifs.

Existe-t-il des études scientifiques qui montrent une efficacité ?

Oui. Pour s'en tenir au domaine de la médecine digestive, l'efficacité de l'hypnothérapie a été démontrée pour la première fois en 1984, lors d'une étude publiée dans une grande revue médicale (le *Lancet*), menée par une équipe de médecins écossais. Comme toutes celles qui ont suivi, cette étude concernait les TFD, c'est-à-dire globalement les symptômes causés par les organes sains. Il est vrai que, s'agissant de traitements non médicamenteux, il est impossible de réaliser une étude en « double aveugle », c'est-à-dire dans laquelle ni les médecins ni les patients ne savent si le patient reçoit le vrai traitement ou un substitut inactif nommé placebo. C'est la raison pour laquelle l'efficacité de l'hypnothérapie (ou des psychothérapies) ne peut pas être établie avec autant de rigueur que celle des traitements médicamenteux tels que les antibiotiques, les anti-inflammatoires, etc. Cependant, l'efficacité de l'hypnothérapie dans les TFD a été démontrée par la suite par de nombreuses études, elle est maintenant reconnue par la communauté scientifique. Un aspect particulièrement intéressant de l'hypnothérapie est que le succès est durable, souvent sur plusieurs années.

C'est un domaine où la recherche est actuellement très active, et de nouvelles études ou résultats positifs paraissent pratiquement chaque année. Ces preuves scientifiques d'efficacité justifient que l'hypnothérapie soit proposée comme une possibilité de traitement des TFD.

Pour quelles maladies digestives ?

C'est dans le domaine des TFD que l'hypnothérapie est une option très intéressante. Les TFD consistent principalement en symptômes causés par des organes digestifs sains. Ils comprennent notamment : le syndrome de l'intestin irritable, la dyspepsie, les douleurs abdominales fonctionnelles, ainsi que d'autres symptômes tels que les difficultés à la déglutition (dysphagie fonctionnelle) ou à l'évacuation des selles. Cependant, les preuves d'efficacité concernent principalement le syndrome de l'intestin irritable et la dyspepsie.

Dans bien des cas, les TFD peuvent être facilement soignés par des traitements diététiques, médicamenteux ou par des probiotiques. Mais assez souvent, ces différentes approches ne marchent pas bien. C'est une situation très frustrante pour les patients et aussi pour les médecins. C'est dans ces circonstances que l'hypnothérapie a parfois un rôle important à jouer.

Comment ça marche ?

L'hypnothérapie permet souvent de reprendre « de zéro » les sensations corporelles et en particulier digestives, de mieux les comprendre et de les harmoniser. Dans certains cas, l'expérience hypnotique peut permettre de « réharmoniser » le fonctionnement d'un organe (estomac ou côlon par exemple), qui semblait auparavant anarchique ou douloureux. Il arrive aussi qu'en hypnose les émotions qui environnent les sensations digestives deviennent plus évidentes, ce qui permet de reconsidérer le même problème sous un angle nouveau.

L'originalité de l'hypnothérapie, c'est qu'elle propose un travail centré sur le corps : les cinq sens, la perception corporelle en général, et le vécu des organes digestifs chez les patients qui souffrent de TFD. En hypnose, on considère que le corps est une de nos principales ressources et qu'il faut le mettre au centre du processus de soins.

Y a-t-il des patients « répondeurs » et d'autres « non répondeurs » ?

Globalement, un bon succès est obtenu dans au moins 2/3 des cas. Il est vrai que l'hypnose est un phénomène auquel certaines personnes s'ouvrent plus facilement que d'autres, ce qui conditionne le succès du traitement. La motivation est indispensable : les patients qui ont un vif désir de trouver une solution à leur problème et de faire des efforts dans ce but obtiennent de meilleurs résultats. Cependant, il n'est pas possible de prédire chez quel patient l'hypnothérapie aura le plus grand succès. En général, l'hypnothérapie comprend aussi l'enseignement de l'autohypnose, c'est-à-dire d'une forme de méditation que l'on pratique tout seul. Les meilleurs succès sont obtenus chez les patients motivés, qui adoptent l'autohypnose après l'hypnothérapie proprement dite.

La notion de succès d'une hypnothérapie est d'ailleurs ouverte. En effet, à votre avis, quel est un bon critère permettant d'affirmer qu'une hypnothérapie est un succès ? À première vue, il s'agit de la disparition pure et simple du symptôme. Dans une optique réaliste, cela n'est pas toujours possible. Très souvent, les patients sont satisfaits alors même qu'une partie des symptômes persiste après l'hypnothérapie. Simplement, le vécu est complètement différent, et le patient retrouve une vie normale, dans laquelle il s'accommode des symptômes qui lui paraissent bien moindres et sont dorénavant compatibles avec toutes ses activités. Dans d'autres cas, la vision qu'il porte sur son corps et sur son fonctionnement plus ou moins satisfaisant est modifiée dans un sens positif, si bien que tout son bien-être est augmenté, même si certains symptômes persistent. En pareil cas, j'estime qu'il s'agit de bons succès de l'hypnothérapie, même si on peut les considérer comme partiels. C'est en général un progrès considérable par rapport à la situation de blocage où les patients restent souvent avec le traitement médicamenteux.

Est-ce dangereux ?

Non ! Si l'hypnose était traditionnellement entourée d'un halo de mystère et traînait une réputation sulfureuse, c'était pour plusieurs raisons non valables. D'abord, l'hypnose a été beaucoup exploitée dans des spectacles dans lesquels « l'hypnotiseur » fait croire aux spectateurs qu'il prend le contrôle sur la volonté de « l'hypnotisé », ce qui est une pure imposture : en effet, l'hypnose est toujours un phénomène volontaire et la notion même que le sujet « est hypnotisé par l'hypnotiseur » n'a pas de sens en hypnose thérapeutique. D'autre part, il y a au cinéma des exemples d'« hypnotiseurs malfaisants », tels le Dr Mabuse ou le serpent Kaa du *Livre de la jungle* : il s'agit de fictions, et je ne crois d'ailleurs pas qu'il y ait beaucoup d'exemples bien démontrés où l'on ait pu commettre des délits en modifiant la volonté de quelqu'un par l'hypnose.

Enfin, certaines personnes craignent que l'état d'hypnose ne fasse resurgir des souvenirs désagréables. Ce phénomène peut en effet survenir à l'occasion, mais les hypnothérapeutes sont parfaitement formés pour accompagner le patient si cela survient, de sorte qu'au final l'expérience est positive. Il faut insister sur le fait qu'en hypnose moderne la volonté, la liberté et l'intimité du patient sont entièrement respectées.

Où peut-on faire de l'hypnothérapie ?

Il faut recourir de préférence à un professionnel de la santé ou à un psychologue clinicien formé. Une liste de praticiens est disponible sur le site : www.hypnose-medicale.com.

Est-ce que cela coûte cher ?

La tarification est variable dans le privé, comme pour les psychothérapies. Certains praticiens ne sont pas conventionnés ou considèrent l'hypnothérapie comme un acte hors nomenclature. Une séance de 45 minutes à 1 heure coûte selon les praticiens de 50 à 150 euros.

Est-ce remboursé par la Sécurité sociale ?

En France, l'hypnothérapie ne représente pas une position admise d'emblée par la Sécurité sociale, raison pour laquelle en général une bonne partie du coût est à la charge du patient s'il n'a pas de mutuelle. Heureusement, le traitement est court.

Peut-on tout soigner avec l'hypnose ?

Non ! Dans le domaine digestif, l'hypnose est principalement utilisée pour les troubles fonctionnels (syndrome de l'intestin irritable, dyspepsie en particulier). Il n'est pas question d'utiliser l'hypnose pour soigner des maladies telles que la maladie de Crohn, la recto-colite hémorragique, la maladie cœliaque ou les tumeurs digestives.

En général, les domaines d'application de l'hypnothérapie concernent l'anesthésie (pour diminuer les doses de médicaments antidouleur et améliorer la tolérance aux soins en général) et les douleurs chroniques (les TFD s'en rapprochent). L'hypnothérapie représente un apport intéressant dans le domaine des psychothérapies, en particulier pour traiter la dépression nerveuse, l'anxiété et les addictions.

Une dérive possible est de considérer l'hypnothérapie comme un soin « magique », qui permettrait d'éviter des traitements tels que les antibiotiques pour les infections ou la chimiothérapie anticancéreuse pour les tumeurs. Une autre erreur serait de croire que l'hypnothérapie peut être utilisée dans le seul but d'identifier des événements oubliés dans la petite enfance, voire d'explorer des vies antérieures.

En pratique, à qui conseiller l'hypnothérapie ?

L'hypnothérapie est généralement proposée aux patients qui souffrent de TFD et chez qui les premières approches thérapeutiques (médicaments, diététique…) n'ont pas donné de bons résultats. Le principe de l'hypnothérapie est expliqué en détail au patient, que l'on rend attentif au fait qu'il doit s'engager dans cette démarche s'il est motivé pour collaborer afin de trouver une solution à son problème. Il n'est pas nécessaire que l'hypnothérapie soit pratiquée par le soignant qui l'a prescrite. Il y a quelques gastro-entérologues, comme moi, qui sont formés en hypnothérapie. Mais dans la majorité des cas, les patients sont plutôt adressés à d'autres soignants pour bénéficier d'une hypnothérapie.

Comment se passent les séances ? Combien en faut-il ?

La tendance actuelle est de recourir à un traitement court, comprenant 3 à 5 séances d'une durée de 45 minutes environ. Lors du premier entretien, le thérapeute et le patient reparlent en détail des symptômes, de leurs répercussions sociales et émotionnelles, et définissent ensemble l'objectif du traitement. En effet, il est important de se mettre d'accord sur des objectifs, même modestes, mais réalistes. L'hypnose proprement dite prend environ la moitié du temps d'une séance, mais cela est variable. En collaboration étroite avec le thérapeute, le patient se plonge dans un état de transe, c'est-à-dire de « concentration ». Il peut alors, accompagné du thérapeute, pratiquer différents exercices d'exploration corporelle et ainsi redécouvrir ses propres sensations, dans le but de trouver des solutions. Il est important de rappeler que le patient reste lucide et conscient durant toute la séance, qu'il peut communiquer avec le thérapeute, lui faire des observations, etc.

Dans les pays anglo-saxons, l'hypnothérapie est souvent utilisée en plus grand nombre de séances (une douzaine), avec un protocole presque identique pour tous les patients. La tendance actuelle dans les pays francophones est plutôt de recourir à des séances moins nombreuses mais « taillées sur mesure » pour chaque patient. Différentes approches sont possibles, y compris celle d'une hypnothérapie en groupe.

Quelle est la formation de l'hypnothérapeute et comment reconnaître l'hypnothérapeute sérieux de l'escroc ?

Il existe dans tous les pays francophones des sociétés scientifiques et médicales d'hypnose, généralement affiliées à la Société internationale d'hypnose. Ces sociétés sont soumises à un contrôle scientifique et éthique étroit. Elles coordonnent la formation et l'évaluation des hypnothérapeutes. En France, l'Association française pour l'étude de l'hypnose médicale (Afehm) a mis en place, sous la direction du Dr Jean-Marc Benhaiem, un diplôme universitaire d'hypnose médicale à la faculté de médecine Paris-VI Pitié-Salpêtrière, destiné aux médecins et aux dentistes, ainsi que des formations ouvertes aux médecins et aux autres professionnels de la santé. Il existe aussi des praticiens de l'hypnose qui n'appartiennent pas aux professions de la santé, et se forment sans aucun contrôle universitaire ou médical. Ceux-là ne sont pas recommandables.

En définitive, quelle est la place de l'hypnose par rapport aux traitements plus conventionnels ?

L'hypnothérapie est souvent très efficace pour les TFD « réfractaires », c'est-à-dire pour les patients dont les symptômes persistent malgré les traitements médicamenteux et diététiques de base. Cette méthode a un inconvénient : elle est relativement coûteuse en temps, puisqu'elle requiert la présence d'un soignant spécialisé durant plusieurs heures. Il ne faut donc pas la recommander en première approche, « lors du moindre bobo », mais plutôt lorsqu'un problème de troubles fonctionnels commence à être franchement gênant, à interférer avec la vie sociale et professionnelle, et que le médecin ne parvient pas avec le traitement habituel à trouver une solution satisfaisante.

*

Témoignage d'une patiente

Cette employée administrative de 45 ans souffrait de dyspepsie, une gêne considérable dans la région de l'estomac après les repas. Examiné au moyen d'un fibroscope, l'estomac était normal, ce qui démontrait que la patiente souffrait d'un trouble « fonctionnel », c'est-à-dire de symptômes causés par un organe sain. Les médicaments ne la soulageaient pas, si bien qu'un traitement par hypnose lui a été proposé. Trois séances lui ont fait ressentir une nette amélioration, qui a été durable. Six mois plus tard, elle nous livre son témoignage.

Quels étaient les symptômes ?

Depuis de nombreuses années, j'avais presque en permanence des ballonnements, un sentiment d'avoir vraiment un poids sur l'estomac, ou d'avoir quelqu'un d'assis sur l'estomac ! Comme si ma peau allait éclater, c'était comme un ballon et ça tiraillait de partout. Quand ça ne va vraiment pas, on est concentré uniquement sur ça ! C'est un peu décourageant, puisque j'avais l'impression que, quoi que je mange, quoi que j'essaie, rien ne marchait. On se dit : « Ça va être comme ça tout le temps », il y a une certaine lassitude.

Comment avez-vous réagi quand je vous ai parlé d'hypnose ?

L'hypnose, pour moi, c'était associé plutôt à des numéros de magie ! Le mot *hypnose* m'a fait un peu peur, je me suis dit : « Oh, ça va être farfelu ! » Mais en même temps, vous aviez l'air raisonnable, donc je me suis fiée à vous… Je n'avais rien à perdre, parce que j'avais l'impression d'avoir tout essayé. Essayer une nouvelle technique et avoir l'esprit ouvert, pourquoi pas ? Ce serait vraiment bien si ça marchait.

Comment s'est passée l'hypnose pour vous ?

C'était comme de la relaxation, avec une sorte de… je dirais… d'imagerie mentale qui apparaît, ou quelque chose qui vient spontanément, qui est positif.

Est-ce que cela a fonctionné pour vous ?

Oui, absolument, et je dirais même que j'ai l'impression que c'est utile pour les symptômes, mais aussi sur mon état général. Je n'ai jamais eu un moment où ça allait bien aussi longtemps et sans interruption ; je vois que mon ventre est tout aussi ballonné qu'avant, mais je n'ai plus le sentiment des symptômes, ou alors très rarement. La plupart du temps, je ne ressens rien du tout, donc je suis tranquille, je n'ai pas en tête mon problème de ballonnements.

Et le CD d'autohypnose ?

J'ai pensé que c'était utile et, personnellement, ça me parlait, je trouvais que c'était sobre, les images utilisées avaient du sens, et en plus ce n'était pas long, c'était quelque chose qu'on pouvait faire à tout moment.

Dans ce témoignage, nous voyons que l'hypnose a été réalisée de manière efficace et sans générer d'anxiété. La patiente décrit une amélioration de ses symptômes digestifs, mais aussi de son état général. S'il est probable que l'efficacité de ce type de traitement a une variabilité individuelle importante, les traitements médicamenteux sont également souvent pris en défaut dans cette maladie. L'hypnothérapie semble devenir un des axes thérapeutiques d'intérêt.

LES MALADIES INFLAMMATOIRES CHRONIQUES DE L'INTESTIN (MICI)

Deux maladies sont désignées sous ce terme :

- la recto-colite hémorragique (RCH) ;
- la maladie de Crohn.

LA COLITE ULCÉREUSE OU RECTO-COLITE HÉMORRAGIQUE (RCH)

Il s'agit d'une maladie chronique inflammatoire de la muqueuse colique, qui débute dans le rectum et s'étend généralement de manière continue à une partie du côlon, voire à sa totalité.

Une diarrhée sanglante est le symptôme caractéristique de cette maladie. L'évolution clinique est imprévisible, marquée par une alternance de périodes d'exacerbation (ou « poussées ») d'intensité variable et de phases de rémission complète. Lors des poussées, l'inflammation atteint la muqueuse, c'est-à-dire la partie interne de la paroi intestinale.

La fréquence de la maladie

La RCH est plus répandue que la maladie de Crohn. En France, le nombre de nouveaux cas chaque année est compris entre 4 et 5 pour 100 000 habitants. Il existe deux pics d'âge de survenue de la maladie :

- le pic de survenue principal se déclare entre 15 et 30 ans ;
- le second pic, plus faible, entre 50 et 70 ans.

L'âge moyen du diagnostic se situe aux alentours de 30 ans.

Les causes

Les facteurs génétiques

Une histoire familiale de maladie intestinale inflammatoire est le plus important facteur de risque de survenue de la maladie. Le risque est plus élevé lorsqu'il existe un degré de parenté de premier degré. De plus, les Juifs ashkénazes (originaires d'Europe centrale) ont un taux de RCH trois fois supérieur à celui d'autres groupes ethniques, ce qui suggère une autre composante génétique. Cependant, ces différences semblent diminuer ces dernières années, ce qui laisse entendre l'importance de nouveaux facteurs environnementaux dans la cause de la maladie.

Les facteurs environnementaux

Il est évident aujourd'hui que la fréquence de la RCH est plus élevée dans les pays développés que dans les pays en voie de développement, de même que dans les zones urbaines, par opposition aux zones rurales. Ces constatations pourraient en partie s'expliquer par un meilleur accès aux soins de santé et un diagnostic facilité dans les pays plus développés. Mais on peut aussi émettre l'hypothèse que l'amélioration de l'assainissement dans les pays industrialisés réduit l'exposition à des infections par des germes digestifs, notamment des entérobactéries, durant l'enfance, limitant ainsi la maturation du système immunitaire de l'intestin. Ainsi, la réponse immunitaire deviendrait inappropriée lorsque l'organisme est exposé à des micro-organismes infectieux plus tard dans la vie.

Par ailleurs, plusieurs facteurs environnementaux semblent agir comme déclencheurs ou, au contraire, comme protecteurs. Ainsi, pour la RCH, le tabagisme est un facteur protecteur de la maladie. Les patients atteints de RCH et qui fument ont tendance à avoir une maladie plus bénigne que les non-fumeurs, et d'ailleurs, l'activité de la maladie est souvent augmentée chez les patients fumeurs qui arrêtent de fumer. De même, l'appendicectomie (chirurgie consistant à retirer l'appendice en cas d'appendicite) a un effet protecteur sur la survenue ultérieure de la maladie. Les mécanismes d'action de ces facteurs ne sont pas à ce jour élucidés.

Le rôle du système immunitaire

Au cours de la RCH, il existe une altération de la couche de mucus qui recouvre la paroi du côlon, augmentant la perméabilité de l'intestin. Le côlon fabrique en permanence une couche de mucus qui a un rôle de protection et de lubrification du transit intestinal. Cette anomalie de protection pourrait favoriser un passage accru d'antigènes par la paroi intestinale. La RCH semble ainsi résulter d'une rupture de l'équilibre entre l'immunité des muqueuses et le microbiote intestinal, ce qui entraînerait une réponse immunitaire aberrante. Il existe une dérégulation de la réponse immunitaire avec production de protéines pro-inflammatoires qui exercent des fonctions toxiques contre les cellules de la muqueuse intestinale.

EN RÉSUMÉ

La cause précise de la RCH n'est pas connue. Mais plusieurs facteurs semblent impliqués dans la survenue la maladie :

1. des facteurs génétiques ;

2. des facteurs environnementaux ;

3. des facteurs immunologiques.

Le diagnostic

Le diagnostic de la RCH repose sur des symptômes cliniques et des constatations endoscopiques (coloscopie).

Les signes cliniques sont principalement constitués d'une diarrhée sanglante qui peut durer plusieurs semaines, associée à des douleurs à types de coliques et parfois à de faux besoins. Peuvent aussi s'y ajouter des signes extra-digestifs, comme des manifestations articulaires, oculaires ou cutanées. On peut éprouver une fatigue, de la fièvre, avoir une fréquence cardiaque élevée et même être essoufflé si une anémie (par manque de fer, du fait des saignements) s'est installée.

Un examen du côlon par endoscopie permet de visualiser en direct l'inflammation, avec souvent de petits ulcères et une paroi fragile qui saigne. Cet examen permet souvent de confirmer le diagnostic, de préciser l'étendue et la gravité de la poussée.

L'inflammation commence dans le rectum et s'étend du rectum vers le haut, en un seul tenant, sans interruption donc, c'est-à-dire sans intervalle de muqueuse saine, sur une partie ou la totalité du côlon. En fonction des segments coliques atteints, les traitements proposés sont différents.

La sévérité de la maladie est basée sur le nombre de selles par jour et la présence (ou l'absence) de signes généraux d'inflammation, tels que la fièvre et une fréquence cardiaque trop élevée (tachycardie).

Dans certains cas, malgré la pratique d'examens complémentaires, le diagnostic ne peut être porté avec certitude lors de la première poussée. En effet, une gastro-entérite infectieuse peut présenter les mêmes signes cliniques et endoscopiques. C'est alors l'évolution qui permet de trancher.

À noter qu'il n'existe pas de données démontrant qu'un stress psychologique soit un facteur de risque de déclenchement de la maladie ou d'apparition de poussées.

L'évolution de la maladie

L'évolution clinique de la colite ulcéreuse est caractérisée par une alternance de périodes de rémission et de rechute. Lors du diagnostic, la plupart des patients ont une poussée légère à modérée. Il est impossible de prévoir les poussées et leur fréquence pour un individu donné.
Le risque d'apparition d'un cancer colorectal est augmenté par rapport à la population n'ayant pas de recto-colite hémorragique. Il est de 10 % après 15 ans d'évolution de la RCH et de 20 % après 30 ans. Ce risque est d'autant plus élevé chez les patients ayant une maladie chronique sévère avec notamment une atteinte étendue à l'ensemble du côlon, des antécédents familiaux de cancer.
La prévention du cancer chez les patients atteints de RCH est donc essentielle et repose sur la réalisation régulière de coloscopies avec des biopsies étagées, notamment au-delà de la dixième année d'évolution de la maladie.

Le traitement médical

Il n'existe pas actuellement de traitement médical permettant d'obtenir une guérison définitive de la maladie. Mais l'arsenal thérapeutique est important et a pour but de traiter les poussées et de diminuer le risque de récidive. Le traitement de la poussée repose sur des médicaments par voie orale ou locale, c'est-à-dire dans ce dernier cas par voie rectale, sous forme de suppositoires et/ou de lavements, dans le but de favoriser la cicatrisation des lésions et de diminuer le risque de rechute. Lors des poussées aiguës, si les traitements topiques ne suffisent pas, les corticoïdes peuvent être un des traitements. Dans les formes plus sévères et celles corticodépendantes ou résistantes (réapparition des signes lors de la diminution ou l'arrêt des corticoïdes), un traitement intensif, le plus souvent réalisé en milieu hospitalier par voie intraveineuse, est alors nécessaire. Certains traitements sont dirigés contre des cytokines inflammatoires (par exemple le TNF-alpha). Les cytokines sont fabriquées notamment par les cellules du système immunitaire, elles agissent à distance sur d'autres cellules pour en réguler l'activité et la fonction. Certaines sont pro-inflammatoires et déclenchent une cascade d'événements au niveau de l'intestin, responsables des lésions actives de la maladie. Ainsi, le but de certains traitements est de modifier la production de ces cytokines et/ou d'agir sur le système immunitaire pour diminuer l'inflammation locale autant que générale.

L'intensification des thérapeutiques pourrait réduire le recours à la chirurgie, mais cela reste à démontrer.

Dans la très grande majorité des cas, le retentissement sur la vie sociale reste heureusement modéré. Cependant, une surveillance régulière est nécessaire, du fait du surrisque de cancer par rapport à la population générale, mais aussi du fait de certains traitements. La fréquence des tumeurs et des infections peut être augmentée avec certains de ces traitements (immunosuppresseurs).

Le traitement chirurgical

La nécessité de faire une colectomie avec proctectomie du côlon – intervention chirurgicale consistant à réaliser l'exérèse du côlon et du rectum (colo-proctectomie) – est de 20 à 30 % et peut atteindre 40 % pour les patients qui ont une durée importante d'évolution de la maladie et une atteinte étendue. L'intestin grêle est alors abouché à l'anus, et les selles sont donc évacuées par voie naturelle. Mais le nombre d'émissions de selles sera en moyenne de 4 à 5 par jour, du fait de l'absence de côlon.

Ce traitement, qui met à l'abri d'une récidive de la maladie et du risque de cancer, est proposé dans les formes graves ou dans les formes chroniques, invalidantes, rebelles au traitement médical.

EN RÉSUMÉ

La colite ulcéreuse ou recto-colite hémorragique (RCH) touche entre 4 et 5 personnes pour 100 000 habitants.

Chronique, elle évolue par poussées.

L'atteinte est localisée au niveau du rectum (de bas en haut).

Les signes cliniques sont une diarrhée sanglante qui peut durer plusieurs semaines, associée à des douleurs à types de coliques et parfois à de faux besoins.

Le diagnostic repose sur l'histoire clinique et la coloscopie.

Il existe un risque accru de développer un cancer colorectal, d'où l'importance de la surveillance.

Il existe des traitements médicamenteux : locaux par lavements ou généraux, par voie orale ou intraveineuse.

Dans certains cas, un traitement chirurgical peut être proposé.

Témoignages

Témoignages des Docteur Xavier Treton et Professeur Yoram Bouhnik, gastro-entérologues à l'hôpital Beaujon, Clichy

La rectocolite hémorragique (RCH)

Il s'agit d'une pathologie qui affecte constamment le rectum, la partie terminale du côlon ; elle peut s'étendre ou non en amont. Le siège distal et superficiel des lésions inflammatoires explique que les premiers signes de la maladie sont un « syndrome rectal », avec une diarrhée en cas d'atteinte colique plus étendue. Ce syndrome se définit par l'émission de saignements et/ou de glaires, d'urgences, d'impériosités (besoins d'aller très vite à la selle) et de faux besoins. Cette « irritation » du rectum est extrêmement gênante, ce qui explique que pour la RCH, le délai de consultation est assez rapide pour porter un diagnostic sans retard. Cependant, il arrive souvent qu'à ce stade, les saignements soient mis à tort sur le compte d'hémorroïdes, égarant le diagnostic pendant plusieurs mois.

Le diagnostic de certitude repose sur la réalisation d'examens endoscopiques, comprenant une iléo-coloscopie et une endoscopie digestive haute (pour s'assurer de l'absence de lésions inflammatoires extra-coliques, dont la présence ferait évoquer le diagnostic de maladie de Crohn). La coloscopie montrera des lésions inflammatoires rectales parfois étendues dans le colon d'amont, homogènes, d'un seul tenant. Les biopsies permettront d'orienter le diagnostic vers une inflammation chronique.

Si les symptômes évoluent depuis moins d'un mois, le diagnostic peut faire penser à une colite d'origine infectieuse. Il faudra alors réaliser des recherches bactériologiques et parasitaires orientées. Passé ce délai, le diagnostic de RCH est très probable.

Le diagnostic repose donc sur plusieurs arguments cliniques, endoscopiques et histologiques (analyse des biopsies par anatomopathologiste). Aucun test fiable ne permet d'avoir une certitude diagnostique rapide. Le temps est un élément important du diagnostic.

La maladie de Crohn (MC)

À la différence de la RCH, la maladie de Crohn peut atteindre n'importe quel segment du tube digestif. On dit classiquement de la bouche à l'anus, mais en fait, l'intestin grêle est atteint isolément dans 30 % des cas, le côlon dans 40 % des cas et l'intestin grêle et le côlon dans 30 % des cas. Dans moins de 5 % des cas, les lésions siègent au niveau de la partie supérieure du tube digestif. Chez près d'1/3 des patients – la moitié au moment du diagnostic – peuvent apparaitre des lésions anopérinéales, c'est-à-dire au niveau de l'anus. Le plus souvent, au moment du diagnostic, la maladie est caractérisée par une inflammation du segment atteint mais dans 20 % des cas, il existe déjà des complications à type de sténose (rétrécissement d'un segment intestinal) ou fistule (perforation ou abcès). Le siège (intestin grêle et/ou côlon, lésions anopérinéales) et le type de lésions (inflammation, sténose, fistule) expliquent que les manifestations cliniques sont très polymorphes : occlusion intestinale (douleurs abdominales, arrêt des gaz et vomissements), abcès abdominal (douleurs abdominales avec fièvre), ou plus classiquement douleurs abdominales avec diarrhée, amaigrissement et grande fatigue. Devant des signes cliniques de ce type et surtout s'il existe des lésions anopérinéales, le diagnostic est hautement probable d'autant plus que le sujet est jeune (20 à 30 ans) et qu'il n'existe pas d'antécédent particulier. Le diagnostic de certitude repose aussi sur la réalisation d'examens endoscopiques, principalement une iléocoloscopie et une endoscopie digestive haute (pour effectuer un bilan complet des lésions). Les biopsies réalisées pendant l'endoscopie permettront de retrouver des éléments orientant vers une inflammation chronique et parfois même des granulomes, lésions assez caractéristiques de la maladie de Crohn. On complétera ce bilan endoscopique par une exploration systématique de l'intestin grêle qui sera réalisée par un scanner ou une IRM avec remplissage par voie orale de l'intestin pour le rendre mieux visible (entéro-scanner ou entéro-IRM). Dans certains cas, si les lésions siègent uniquement au niveau du côlon, il peut être difficile de faire la différence avec une rectocolite hémorragique : on parle à ce moment-là de « colite inclassée », le temps que de nouveaux éléments apparaissent ou pas pour aider au diagnostic, et l'on traitera en attendant plutôt comme une RCH.

Le délai diagnostique est globalement de l'ordre de 8 à 9 mois après l'apparition des symptômes. Ici encore, le diagnostic repose sur un faisceau d'arguments cliniques, endoscopiques, radiologiques et histologiques.

L'observance du traitement est le principal facteur du maintien de la rémission. Il faut donc prendre le temps d'expliquer la maladie, la nature uniquement suspensive (mais efficace) des traitements actuels et les risques en cas de rechute. À terme, uniquement 40 % des patients prendront correctement leur traitement – l'arrêt du traitement est le principal facteur de rechute.

Il faut insister sur le fait que les MICI ne modifient pas l'espérance de vie, sauf peut-être un petit peu au cours de la maladie de Crohn. Le retentissement global de la maladie sur la qualité de vie est probablement sous-estimé. Le caractère imprévisible de la maladie et la difficulté à appréhender une éventuelle période de dégradation (poussée) rend souvent les projets de vie difficiles, pour les patients qui développent la maladie à un âge moyen de 20 à 30 ans pour la MC et 30 à 40 ans pour la RCH, soit en pleine activité. Ceci explique probablement qu'un grand nombre de patients (près d'1/3) ont un recours complémentaire à la médecine parallèle, pour trouver un accompagnement que propose insuffisamment la médecine traditionnelle. L'aide de l'AFA, association François-Aupetit, est souvent conseillée.

Souvent, la prise en charge et la relation médecin-malade évolue dans le temps et s'enrichit progressivement. Au début, l'objectif est de contrôler la maladie et les symptômes pour permettre de retrouver une qualité de vie normale. Pour cela, le traitement idéal doit être trouvé, avec parfois quelques ajustements et changements. Cette étape peut prendre de 3 à 12 mois. Lorsque l'équilibre est trouvé, on s'attache ensuite à la surveillance des risques, du traitement et on aborde plus profondément la qualité de vie, les attentes des patients. À toutes les étapes, les choix thérapeutiques doivent cadrer avec le mode de vie des patients, sinon le traitement ne sera pas accepté et mal observé.

LA MALADIE DE CROHN

Il s'agit, comme pour la recto-colite hémorragique (RCH), d'une maladie inflammatoire chronique de l'intestin (MICI). Sa présentation clinique est parfois difficile à différencier de la RCH. En effet, si ces maladies semblent proches par leur présentation, leurs causes et leur traitement, il s'agit bien de deux maladies différentes.

La maladie de Crohn est une maladie inflammatoire pouvant atteindre simultanément ou successivement un ou plusieurs segments du tube digestif depuis la bouche jusqu'à l'anus. C'est une maladie chronique comportant des phases d'activité (ou « poussées ») d'intensité variable, alternant avec des phases de rémission plus ou moins complète et prolongée.

La fréquence de la maladie

Sa fréquence varie d'un pays à l'autre, le taux maximal se trouvant en Europe du Nord-Ouest et aux États-Unis. En France, le nombre de nouveaux cas chaque année est compris entre 4 et 5 pour 100 000 habitants. La maladie de Crohn affecte de la même manière les deux sexes et est souvent découverte entre 20 et 30 ans, mais elle peut se révéler à tout âge.

Les localisations les plus fréquentes de la maladie sont le côlon et la partie terminale de l'intestin grêle (iléon). Très peu de patients ont une maladie en permanence active ; 10 % sont en rémission prolongée spontanée, la grande majorité des patients ont une évolution faite d'alternance de poussées et de rémissions.

La cause

La cause de la maladie de Crohn est encore inconnue mais différents éléments semblent déterminants.

Les facteurs génétiques

Ainsi, une équipe de recherche dirigée par le Pr Jean-Pierre Hugo à Paris a montré qu'il existe un facteur génétique qui favorise l'apparition de la maladie.

Le système immunitaire

Il existe d'autre part des anomalies du système immunitaire intestinal qui expliquent l'importance et surtout la persistance de l'inflammation intestinale, entraînant la récurrence des poussées de la maladie.

Des facteurs environnementaux et le rôle du microbiote

Le microbiote et notamment son déséquilibre aurait un rôle déterminant dans le déclenchement de la maladie. Nous avons vu combien son déséquilibre peut favoriser des altérations profondes intestinales. Des modifications qualitatives significatives font l'objet d'études très approfondies pour comprendre le rôle de ces anomalies.

Parmi les facteurs d'environnement, le rôle nocif du tabac est clairement établi. Un volet du traitement doit comporter l'arrêt du tabac. Le fait de ne plus fumer diminue le risque et l'intensité des poussées de manière aussi efficace qu'un traitement lourd par immunosuppresseurs.

Si les causes de la maladie de Crohn ne sont pas bien connues, nous pouvons en revanche résumer cette maladie par l'apparition d'une inflammation profonde de l'intestin liée à une activation anormale du système immunitaire intestinal, favorisée par des facteurs environnementaux sur un terrain génétiquement susceptible de développer la maladie.

Le diagnostic

Les manifestations cliniques de la maladie de Crohn dépendent de sa localisation sur les différents segments du tube digestif (intestin grêle, côlon, rectum, anus...). Les principales manifestations sont intestinales : douleurs abdominales, diarrhée avec ou sans émissions sanglantes, atteinte de la région anale (fissure, fistule, abcès).

Une altération de l'état général accompagne souvent les poussées : fatigue, manque d'appétit, amaigrissement, fièvre. Les signes de gravité sont une perte de poids importante, l'émission très nombreuse de selles, une fièvre persistante, une fréquence cardiaque élevée.

La maladie de Crohn peut s'accompagner d'autres manifestations, parfois extra-intestinales dont il faut tenir compte et qui peuvent nécessiter une prise en charge spécifique. Il existe une association entre la maladie inflammatoire chronique de l'intestin et certaines maladies : la cholangite sclérosante primitive (maladie caractérisée par une atteinte inflammatoire des voies biliaires), la spondylarthrite ankylosante (maladie inflammatoire de la colonne vertébrale atteignant surtout le bassin et la colonne vertébrale), l'uvéite (atteinte inflammatoire ophtalmologique), le pyoderma gangrenosum et l'érythème noueux (des maladies dermatologiques).

Des études ont révélé que l'asthme, les atteintes bronchiques inflammatoires, le psoriasis, la péricardite et la polyarthrite rhumatoïde étaient plus fréquents au cours de la maladie de Crohn.

Le diagnostic repose sur un faisceau d'arguments cliniques et des examens complémentaire. Les signes cliniques peuvent être proches de ceux de la recto-colite hémoragique (RCH) et il est parfois difficile, lors des premières manifestations cliniques, de savoir à laquelle des deux maladies on est confronté. L'évolution de la maladie, avec notamment, lors de nouvelles poussées, l'apparition d'atteinte(s) non strictement localisée(s) au rectum et côlon, est parfois nécessaire pour trancher.

Des examens radiologiques, couplés à l'endoscopie digestive, permettent le plus souvent d'évaluer l'endroit et la sévérité de l'atteinte. Les examens sont également destinés à rechercher des complications de la maladie. Les examens les plus performants sont actuellement le scanner et l'IRM. La coloscopie (endoscopie par voie basse) permet d'examiner directement la muqueuse du côlon et de la partie terminale de l'intestin grêle, elle permet aussi de faire des prélèvements (biopsies) qui seront étudiés au microscope ; après préparation convenable pour vider le côlon des selles, elle est réalisée à l'aide d'un appareil souple contenant des fibres optiques introduit par voie anale.

La maladie peut aussi se manifester par différentes complications. L'inflammation intestinale peut entrainer un abcès nécessitant des traitements antibiotiques voire un drainage. Parfois, des fistules peuvent apparaitre. Il s'agit de trajets anormaux partant de l'intestin malade et s'ouvrant dans un autre organe ou à la peau. Rarement, une péritonite (perforation de l'intestin) peut survenir.

Malgré des traitements médicaux de plus en plus actifs sur les poussées, les rechutes restent fréquentes et de nombreux patients doivent subir une chirurgie pour faire l'exérèse d'une zone malade résistante aux traitements médicamenteux institués. Après 10 ans d'évolution, plus d'un malade sur deux subit une intervention chirurgicale.

Les traitements

Si certains souffrent d'une maladie très invalidante, pour la majorité des patients, la qualité de vie est modérément altérée. Un suivi régulier est nécessaire pour la maladie lorsque les poussées surviennent mais aussi lorsque des traitements sont prescrits.

Le traitement repose sur de nombreuses molécules et types de traitements. Il existe comme pour la recto-colite hémoragique (RCH) des traitements par voie orale ou locale qui dépendent de la localisation de la maladie. Les axes des traitements sont essentiellement ciblés sur des éléments de la cascade inflammatoire qui a lieu au niveau intestinal. Mais les cibles potentielles sont nombreuses, avec notamment le microbiote et l'ensemble des facteurs environnementaux.

Comme dans la RCH, la cicatrisation des lésions est recherchée. On prescrit alors des traitements qui peuvent être des « simples » anti-inflammatoires intestinaux, ou des traitements plus complexes comme les immunosuppresseurs réguliers par voie intraveineuse ou sous-cutanée pour moduler l'inflammation intestinale (il s'agit des anti-tumor necrosis factor [TNF]). Le TNF est une molécule produite naturellement par l'organisme au cours de l'inflammation (non limitée à l'inflammation intestinale). Le rôle des anti-TNF-alpha est de bloquer l'action du TNF afin de limiter l'intensité et l'extension de la réaction inflammatoire au cours des poussées des maladies inflammatoires. Ces nouveaux traitements sont indiqués au cours d'autres maladies inflammatoires (rhumatismales par exemple, comme la polyarthrite rhumatoïde).

Le recours à la chirurgie est fréquent et parfois même indispensable pour traiter un rétrécissement de l'intestin dû à une inflammation chronique, ou à la suite de complications (abcès, fistules).

QUE SAVONS-NOUS VRAIMENT AUJOURD'HUI SUR LES FACTEURS ENVIRONNEMENTAUX AU COURS DE CES DEUX MALADIES ?

Comme vous l'aurez constaté pour ces deux maladies assez proches, des facteurs environnementaux semblent incriminés. Voici quelques éléments de réflexion qui, pour nos chercheurs, sont des pistes de travail pour mieux cibler les traitements de demain.

L'évolution de la fréquence des maladies inflammatoires chroniques de l'intestin (MICI) à travers le temps et la zone géopgraphique tend à montrer que des facteurs environnementaux jouent un rôle certain dans la modification de l'expression de la maladie.

Une évolution liée à notre mode de vie

L'émergence de maladies dans les pays en voie de développement est liée à l'occidentalisation du mode de vie et à l'industrialisation massive. Les associations environnementales identifiées les plus fortes sont le tabagisme et l'appendicectomie, bien que ces éléments n'expliquent pas à la variation de l'incidence des MICI dans le monde entier. L'appendicectomie protège de la survenue d'une RCH et le tabac semble également protecteur dans cette maladie, alors qu'il est clairement un facteur aggravant de la maladie de Crohn. L'urbanisation des sociétés, associée à des changements dans le régime alimentaire, dans l'état d'hygiène, l'utilisation d'antibiotiques, les expositions aux microbes et la pollution ont été impliqués comme potentiels facteurs de risque environnementaux pour les MICI. Les facteurs de risque environnementaux individuels, familiaux, communautaires, ou selon l'origine géographique, pourraient tous contribuer à la pathogénie (les mécanismes déclenchants la maladie et participant à son évolution) des MICI. La variation géographique des MICI fournit des éléments intéressants pour les chercheurs et incite à rechercher certains facteurs étiologiques environnementaux. Le registre Epimad (étude prospective d'incidence des MICI dans le nord-ouest de la France) a montré que dans cette région, la maladie de Crohn était plus fréquente que la RCH. Les chercheurs prospectent donc sur le rôle potentiel de certains polluants liés au type d'industries présentes dans les zones concernées.

De même, les différences observées dans les habitudes alimentaires pourraient expliquer les différents risques de développer une MICI selon la région géographique. Cependant, l'effet de l'alimentation sur le risque et l'évolution clinique des MICI n'a pas fait l'objet de recherches très soutenues. Les aliments que nous mangeons contiennent des macronutriments (protéines, lipides et glucides), des micronutriments (vitamines et oligoéléments), mais aussi des additifs et des polluants. Les taux de MICI ont augmenté régulièrement en Europe et aux États-Unis de 1940 à 1960 et en Asie dans les années 1990. L'augmentation de ce taux coïncide avec l'introduction et l'expansion de la restauration rapide et notamment l'utilisation d'aliments emballés (rôle potentiel toxique des films alimentaires), et l'utilisation massive des antibiotiques. Ainsi, la différence observée dans l'incidence de la maladie de Crohn entre le nord et le sud de la France pourrait s'expliquer par des différences d'exposition à des composants alimentaires : il semble que la consommation de fibres alimentaires, de fruits et de légumes a un effet protecteur à la fois pour la maladie de Crohn et la recto-colite hémorragique.

Une évolution liée à l'augmentation de la consommation de glucides

Dans les études menées à l'échelle de l'Europe, l'association la plus cohérente entre un facteur alimentaire et l'évolution des MICI, en particulier pour la maladie de Crohn, semble être l'augmentation de la consommation de sucres. Par ailleurs, une étude prospective sur le rapport cancer/nutrition, réalisée avec plus de 200 000 sujets répartis sur 5 pays européens, a montré qu'une consommation accrue d'acide linoléique (acides gras n-6, que l'on retrouve en particulier dans la viande rouge, les huiles de cuisson et la margarine) double le risque de développer une recto-colite hémorragique (RCH).

En conclusion

Si ces études sont passionnantes, les résultats sont variables et ne permettent pas d'établir de lien direct causal entre une diététique et la maladie. La plupart de ces travaux étudient des conduites alimentaires au moment de l'étude et donc souvent au moment de la maladie. Ne faudrait-il pas évaluer l'influence de l'alimentation lors de l'enfance sur le développement d'une maladie ultérieure, ou lors des premières années qui suivent le diagnostic de la maladie ?

En résumé, certains nutriments pourraient jouer un rôle dans l'expression des MICI. Des études prospectives suggèrent qu'une alimentation riche en protéines, et notamment les protéines d'origine animale, est associée à un risque plus élevé de MICI. L'apport de graisses sous forme d'acides gras oméga-6 serait délétère alors que les oméga-3 auraient un rôle protecteur pour la RCH.

Cependant, malgré un nombre croissant d'études sur l'association entre l'alimentation et risque de MICI, aucun aliment causal précis n'a été identifié et il n'existe pas de recommandations spécifiques en termes d'« alimentation » dans le contexte des MICI.

BON À SAVOIR

Compte tenu de la difficulté d'interprétation de cette masse importante de données, il n'existe pas de consensus ni de recommandations spécifiques diététiques pour prévenir le risque de MICI.

Et qu'en est-il du microbiote ?

Un déséquilibre du microbiote a été constaté au cours des maladies inflammatoires chroniques de l'intestin (MICI). Il pourrait être une conséquence des changements dans l'environnement et dans l'hygiène de vie, entraînant un déséquilibre dans la relation entre le microbiote et son hôte. Un dysfonctionnement apparaît au niveau de la muqueuse intestinale. « L'hypothèse hygiéniste » part du constat que lors de la petite enfance, les enfants seraient trop « protégés » des bactéries qui nous entourent, et donc auraient plus de chances de développer à distance certaines maladies comme des maladies inflammatoires et des allergies. On peut supposer qu'une réduction de la diversité microbienne, par une exposition trop fréquente aux antibiotiques pendant l'enfance, par exemple, participe donc à ces désordres immunologiques. La pollution industrielle dans la société pourrait être une autre explication.

Si de nombreux éléments semblent pouvoir participer à l'expression de la maladie, à ce jour, il n'a pas été identifié un agent unique responsable de la maladie.

Les antibiotiques mis en cause ?

La composition du microbiote intestinal a été proposée comme un facteur important dans le développement des MICI. Les antibiotiques ont en effet le potentiel de modifier la composition du microbiote, surtout pendant la première année de vie. Plusieurs études montrent même un surrisque de développement de MICI dans la population ayant utilisé des antibiotiques dans l'enfance par rapport aux non-utilisateurs. Cette association semble présente essentiellement pour la maladie de Crohn. Mais ces résultats doivent être utilisés avec précaution car il s'agit de données recueillies rétrospectivement à partir de bases de données enregistrant les ordonnances ou des questionnaires.

Néanmoins, ces données soutiennent l'hypothèse que l'altération du microbiote par les antibiotiques dans la petite enfance pourrait entraîner une dérégulation de la réponse immunitaire intestinale et favoriser le déclenchement de la maladie de Crohn dans une population prédisposée.

EN RÉSUMÉ

Les maladies inflammatoires chroniques de l'intestin (MICI) sont devenues des maladies mondiales. Les données accumulées à ce jour suggèrent que l'augmentation de la fréquence des MICI dans les régions industrialisées s'explique principalement par les facteurs de risque environnementaux.

Le microbiote semble avoir lui aussi un rôle important dans la genèse de la maladie. Mais de tous les facteurs identifiés, aucun ne peut expliquer à lui seul l'épidémiologie mondiale des MICI. Une meilleure connaissance de l'environnement et des expositions, notamment lors de la petite enfance, pourrait être déterminante.

La recherche est extrêmement dynamique dans ces maladies pour tenter d'en comprendre les mécanismes, les facteurs de risque et les traitements. Ainsi, chaque année, de nouvelles molécules innovantes sont étudiées et disponibles.

Si le nombre d'interrogations et de questions en suspens peut donner le vertige, il convient de souligner que les collaborations entre les structures de recherche de différents pays et les cliniciens, aidés par les associations de patients, permettent d'avancer de manière constructive dans la recherche de facteurs explicatifs de ces maladies.

Témoignages

Voici le témoignage d'un patient suivi pour la maladie de Crohn. Il est âgé de 55 ans.

Quelle est la maladie dont vous souffrez ?

Je souffre de la maladie de Crohn. La maladie a été diagnostiquée il y a une vingtaine d'années mais j'en souffrais déjà un an auparavant.

Comment a été réalisé le diagnostic ?

J'avais des diarrhées. On pensait au début à un problème de flore et je prenais de l'ultra-levure. Je m'étais rendu en Afrique du Sud quelques années auparavant et on a fait des dépistages de maladies tropicales. J'avais de plus en plus souvent besoin de me lever la nuit pour vider ma vessie, je souffrais de plus en plus de crampes. Finalement, une poussée m'a poussé à consulter un gastro-entérologue.

Il y a-t-il eu beaucoup d'examens nécessaires ?

La batterie habituelle, avec diagnostic classique de Crohn. À l'époque, c'était un examen radiologique appelé transit baryté, qui consistait à boire un produit permettant de faire des radiographies qui permettaient de voir le passage du produit, les zones de blocage et d'inflammation intestinale.

Qui a évoqué le diagnostic en premier ?

C'est le gastro-entérologue qui a évoqué le diagnostic et fait l'annonce de la maladie.

Avez-vous eu des explications claires sur la maladie ?

Oui.

Qu'avez-vous ressenti ? Le soulagement d'avoir un diagnostic ? de lu peur ? de l'angoisse ? de l'incompréhension ? Ou bien de la colère ?

Surtout le soulagement d'avoir un diagnostic et donc l'espoir d'un traitement.

Vous a-t-on proposé un suivi, une aide, un contact avec une association ?

J'ai continué à consulter le même spécialiste pendant de longues années. Il m'a parlé de l'Association François-Aupetit (association dédiée à l'amélioration des connaissances sur les maladies inflammatoires chroniques intestinales – maladie de Crohn et recto-colite hémorragique).

Avez-vous eu besoin d'autres informations ? Vers qui vous êtes-vous tourné ?

Je n'ai pas beaucoup cherché ailleurs. J'ai beaucoup moins souffert que certains patients, et la maladie est restée assez contrôlée pendant de longues années. Je n'ai jamais vraiment ressenti de difficultés à en parler mais cela n'a pas été souvent nécessaire, et au travail, mes collègues sont intelligents et comprennent. Quant à mon entourage familial, il m'a toujours très bien soutenu. Sur le plan purement pratique, j'ai surtout des gênes occasionnées par des ballonnements, flatulences, etc. Je dois dire également que, suite au départ à la retraite du gastro-entérologue qui m'avait suivi jusque-là, celui qui a repris son cabinet ne m'a pas paru digne de confiance. J'étais très content de trouver l'équipe dans laquelle je suis suivi actuellement.

Quelles sont vos principales inquiétudes ?

J'ai beaucoup de confiance en l'équipe qui me suit. Mais je suis conscient que je suis passé à une autre vitesse depuis l'intervention chirurgicale en 2010 (on a retiré une partie de l'intestin qui était malade) et plus récemment avec l'emploi des anti-TNF – perfusion faite à l'hôpital en ambulatoire toutes les 8 semaines pour contrôler l'inflammation intestinale. Je suis conscient des risques d'aggravation et de la probabilité des difficultés accrues en vieillissant.

Comment surmontez-vous ces inquiétudes ?

C'est surtout ma confiance en l'équipe qui me donne le sentiment de contrôler les choses pour le moment. On peut aussi espérer que la recherche sur les causes de la maladie avancera.

Quels sont vos espoirs, vos envies, vos perspectives ?
Comment pensez-vous que l'on puisse améliorer les choses ?

Je suis conscient du fait que les équipes qui me suivent font tout leur possible pour me permettre de mener une vie normale. Je réfléchis aussi à la possibilité de prendre une part active dans l'une des associations.

Que voudriez-vous dire à des patients qui « entrent » dans cette maladie ?

Certains patients atteints de la maladie arrivent à mener une vie quasi normale pendant de longues années. Il faut être à l'écoute de son corps et mettre toutes les chances de son côté, et surtout, avoir confiance en les équipes soignantes. Tout le monde réagit mieux quand on communique. C'est pourquoi il est important d'informer aussi son entourage (famille, mais également travail) sur sa maladie et ses conséquences, et de montrer qu'on ne va pas se laisser abattre.

Que voudriez-vous dire aux médecins, à votre entourage, aux pouvoirs publics ?

Aux médecins : un grand merci d'abord et, surtout, ne levez pas le pied !
À mon entourage : un grand merci pour le support et la compréhension.
Aux pouvoirs publics : les équipes médicales font un travail formidable. Il faut les soutenir par tous les moyens possibles.

LE CANCER COLORECTAL (CCR)

Le CCR est un cancer fréquent se situant au deuxième rang des cancers en Europe et en France. Avec presque 17 000 décès par an, son pronostic reste grave. Plus de 33 000 nouveaux cas de cancers rectocoliques surviennent chaque année en France, avec 15 000 décès par an. Environ 40 % de ces cancers affectent le rectum, et 60 % le côlon. La France se situe parmi les régions à risque élevé de cancer colorectal. Le risque de cancer devient significatif à partir de 45 ans et double ensuite à chaque décennie. Le diagnostic est réalisé à un âge moyen de 70 ans. Entre 60 et 80 % des cancers rectocoliques se développent à partir d'une lésion précancéreuse, un adénome sous forme de polype (petite excroissance développée sur le côlon). Les maladies inflammatoires du tube digestif (maladie de Crohn et recto-colite hémorragique) présentent un risque accru de transformation cancéreuse.

Malheureusement, les causes de cancer colorectal sont imparfaitement connues. De nombreux facteurs de risque peuvent participer au développement et agir à différentes phases de la cancérogenèse. Dans le cadre du cancer colorectal, les facteurs de risque génétique sont relativement bien connus, mais il s'agit d'une minorité de cancer colorectal qui survient dans un contexte de maladie à transmission héréditaire.

En dehors de ces facteurs génétiques, il existe des facteurs environnementaux, dont l'alimentation qui joue un rôle essentiel.

Ce qui peut diminuer le risque de cancer colorectal

Le lait et le calcium

Le lait a probablement un rôle protecteur du cancer colorectal en diminuant son risque par la médiation, au moins, en partie du calcium. Mais son rôle reste trouble dans d'autres cancers.

L'ail

Il existe des preuves précliniques (c'est-à-dire obtenues sur des études chez l'animal) considérables montrant l'effet antitumoral de l'ail, notamment de certains de ses composants. L'ail joue donc un rôle probablement bénéfique, mais il n'est pas possible à ce jour, compte tenu du nombre de travaux, de faire des recommandations spécifiques. D'autant que les doses étudiées chez l'animal sont très importantes ; il faudrait manger beaucoup d'ail pour avoir, peut-être, un effet protecteur chez l'homme.

Les fibres alimentaires

Les fibres alimentaires sont le principal composant structurel des membranes cellulaires végétales. Elles ont comme caractéristiques, chez l'homme, de n'être ni digérées ni absorbées par le tractus digestif supérieur. Elles regroupent une grande variété de composants (cellulose, hémi-cellulose, pectines, gommes…) qui, selon les définitions utilisées, incluent également les « amidons résistants » qui échappent à l'action des enzymes intestinales.

Les principales sources alimentaires de fibres sont les céréales, les fruits, les légumes et les légumineuses. L'augmentation du volume fécal, l'accélération du transit intestinal et la dilution des composés cancérogènes contribueraient à la diminution du temps de contact entre les substances mutagènes (pouvant favoriser l'apparition de mutations génétiques potentiellement toxiques voire cancérigènes) et l'intestin. Ainsi, la capacité des fibres à lier ces substances comme les acides biliaires secondaires diminuerait leur effet nocif sur la muqueuse. De plus, la fermentation de certaines fibres par la flore colique produit des acides gras qui constituent une source importante d'énergie pour les cellules du côlon et inhiberaient la croissance et la prolifération des cellules cancéreuses de l'intestin.

Les fibres alimentaires sont souvent classées en fonction de leur solubilité, en fibres solubles et insolubles. On retrouve ces deux types de fibres en proportions variables dans les aliments. Les fibres solubles peuvent se retrouver dans l'avoine, l'orge, les fruits, les légumes frais et les légumes secs. Les fibres insolubles sont présentes dans les céréales complètes, le pain complet et ont un rôle majeur de « lest ».

Si les recommandations étaient claires pendant les dernières années sur le rôle protecteur des fibres sur la survenue du cancer colorectal, certains travaux sont venus troubler ce message, avec des résultats parfois contradictoires. Il convient de savoir que certaines études ont cherché à étudier l'effet d'un régime riche en fibres sous la forme de suppléments alimentaires à base de fibres. Donc, actuellement, il convient d'avoir une alimentation variée et comportant des fibres alimentaires sans apport « supplémentaire » de fibres sous forme de compléments.

Les fruits

De très nombreuses études semblent montrer un effet plutôt favorable. Il existe donc un rôle probable – mais non confirmé – de la consommation de fruits dans la prévention du cancer colorectal. En effet, une des propriétés connues est leur propriété dite antioxydante. Notre organisme est soumis à un stress oxydant. Il s'agit des conséquences négatives liées à la production de radicaux libres oxygénés qui constituent une véritable agression pour nos cellules. Nos cellules sont, en situation physiologique, capables de se défendre contre ces radicaux libres, mais le système est parfois dépassé, du fait d'une augmentation de la production des radicaux libres, ou par diminution des mécanismes de protection. Quand le système est dépassé, cette agression favorise l'inflammation mais aussi l'apparition de cancers. Si certains facteurs favorisent le stress oxydant comme le tabac, il existe dans l'alimentation des aliments qui ont un pouvoir antioxydant important. Certains fruits notamment semblent être mis en avant, comme les myrtilles, les framboises, les pommes, mais là encore, la variété est probablement plus bénéfique que cibler tel ou tel produit.

Les folates

Les substances qui ont les propriétés de l'acide folique sont regroupées sous le nom générique de folates ; on les trouve en grande quantité dans les végétaux verts, le foie, les céréales, les agrumes, les fromages à pâte persillée, les légumes secs.

Les folates participent à la synthèse et à la réparation de l'ADN ainsi qu'à la régulation de l'expression génique. Les folates pourraient jouer un rôle dans le développement du cancer. Plusieurs études évaluant la relation entre le risque de CCR et les folates semblent suggérer qu'un niveau élevé d'apport en folates est favorable. Mais des travaux semblent indispensables pour conclure sur l'intérêt éventuel des folates ainsi que la dose optimale.

Au total, le rapport suscité suggère donc un rôle bénéfique probable sur le risque du cancer colorectal des aliments suivants : le lait, le calcium, les aliments contenant des fibres et l'ail. La consommation de fruits, de poisson, d'aliments riches en folates, en sélénium et vitamine D pourraient avoir également un rôle protecteur mais ces dernières hypothèses nécessitent confirmation.

EN RÉSUMÉ

Les « aliments protecteurs » du cancer colorectal sont une alimentation riche en légumes et en fruits, en fibres, en céréales, avec un apport suffisant en calcium et en lait.

Ce qui peut augmenter le risque de cancer colorectal

La viande et la charcuterie

Les résultats des études sur la relation entre consommation en viande et risque de cancer sont parfois difficiles à interpréter. Des définitions différentes ont été utilisées pour caractériser les viandes dans les analyses, séparant ou non les différents types de viandes (rouges et autres), intégrant ou non les charcuteries. À cela s'ajoute une difficulté pour distinguer l'effet de la viande de celui de son mode de cuisson. Près de 100 enquêtes ont examiné la relation entre consommation de viande et risque de cancer colorectal. La moitié des études a mis en évidence un risque relatif de cancer colorectal supérieur à 1,5 (soit un risque augmenté de 50 %) chez les consommateurs importants de viande par rapport aux faibles consommateurs. Cette augmentation du risque relatif se retrouve également avec la consommation de charcuterie.

Les mécanismes rapportés sont :

- l'action néfaste des graisses animales qui augmentent la synthèse d'acides biliaires et de cholestérol (par le foie), transformés en acides biliaires secondaires (néfastes) sous l'action des bactéries du microbiote intestinal ;
- la production au cours du métabolisme d'agents cancérogènes ;
- la génération de produits comme les hydrocarbures, benzopyrènes et nitrosamines. On retrouve les hydrocarbures dans la partie croustillante à la surface de la viande alors que les amines hétérocycliques apparaissent au cours du brunissement de la viande. Les benzopyrènes sont produits dans la fumée issue du gras de la viande et de la source de chaleur.

Si vous êtes un adepte inconditionnel du barbecue, certaines mesures peuvent être prises, comme ne pas trop cuire la viande et retirer les parties calcinées, retirer le gras avant la cuisson, et surtout, éviter le contact direct ou trop rapproché du feu.

L'alcool

L'alcool est un facteur de risque des cancers colorectaux avec une relation forte pour les hommes, il semble moins convaincant pour les femmes. L'acétaldéhyde, un métabolite de l'alcool, pourrait exercer des effets toxiques directs ou indirects sur la muqueuse colique. De plus, l'alcoolisme est souvent associé à un déficit en nutriments, notamment les folates, ce qui pourrait accroître le risque de cancer colorectal.

BON À SAVOIR

Il existe une probabilité forte de relation entre l'augmentation du risque de cancer colorectal et la consommation importante de viande rouge, la cuisson à haute température et la consommation d'alcool chez l'homme.

En conclusion

Nous avons donc ici l'exemple d'une maladie pour laquelle des changements dans notre mode de vie peuvent nous aider à diminuer le risque.

L'alimentation joue un rôle déterminant mais d'autres éléments doivent être pris en compte. Il est par exemple établi que le tabagisme, le surpoids et l'obésité sont des facteurs de risque de cancer colique.

Une autre façon de prévenir le cancer du côlon est de dépister au plus tôt les lésions (polypes, adénomes) qui peuvent se transformer en cancer. Il existe ainsi un programme de dépistage organisé de la maladie, depuis 2002. Vous trouverez ci-après quelques éléments sur les modalités de diagnostic et de dépistage.

Le diagnostic et le dépistage du cancer colorectal (cancer du côlon, cancer du rectum)

Les symptômes du cancer du côlon

Le cancer du côlon peut être révélé par différents symptômes :

- des douleurs abdominales d'apparition récente ;
- des troubles du transit intestinal d'apparition récente, ou la modification récente de troubles anciens du transit intestinal ;
- une anémie ;
- des saignements par l'anus ;
- une altération de l'état général avec une perte de poids, une fatigue, une perte d'appétit ;
- une masse dans l'abdomen ;
- une complication comme une occlusion intestinale (vomissements, douleurs, arrêt du transit) ou perforation.

Les symptômes du cancer du rectum

Le cancer du rectum peut être révélé par différents symptômes :

- des saignements de sang rouge par l'anus ;
- des faux besoins impérieux ;
- une constipation ou une diarrhée récente ;
- rarement une occlusion, une anémie, des métastases.

Quels examens permettent le diagnostic ?

Le diagnostic nécessite la réalisation d'une coloscopie. La tumeur est visualisée et des biopsies de la tumeur sont réalisées pendant la coloscopie. Seul l'examen des biopsies par un anatomopathologiste confirme le diagnostic. Des examens complémentaires seront nécessaires pour faire un bilan à la recherche d'éventuelles métastases.

Le dépistage

Le dépistage du cancer colorectal s'adresse aux personnes âgées de 50 à 74 ans. Tous les 2 ans, les hommes et les femmes âgés de 50 à 74 ans reçoivent par courrier un test (test Hemoccult II) à réaliser eux-mêmes, facilement, à la maison, qui permet de détecter des traces de sang non visibles à l'œil nu dans les selles. Concrètement, il s'agit de recueillir et d'étaler sur une plaquette en carton de petits échantillons de plusieurs selles successives. L'ensemble est ensuite à envoyer à un laboratoire d'analyse. Le médecin généraliste peut expliquer la démarche et surtout s'assurer que ce test est approprié à la situation dans laquelle ils se trouvent.

Si le test est négatif (absence de sang dans les selles), un deuxième test est réalisé au bout de deux ans.

Le test est négatif dans plus de 90 % des cas. Si le test s'avère positif, cela n'est pas synonyme de cancer, loin de là (de simples hémorroïdes suffisent à rendre le test positif) mais une coloscopie sera prescrite pour visualiser la paroi du côlon et rechercher la présence d'éventuelles lésions.

En cas d'antécédents familiaux

Ce test ne s'applique pas à toute la population de manière identique. En effet, lorsqu'il existe des antécédents familiaux de cancer colorectal, une surveillance spécifique et individuelle est réalisée, le plus souvent d'emblée, par coloscopie. Dans ce cas, un avis auprès d'un médecin gastro-entérologue pourra vous orienter au mieux sur la conduite à tenir en termes de surveillance (âge et rythme en fonction des antécédents).

EN RÉSUMÉ

Les enjeux en termes de santé publique sont majeurs. Le cancer colorectal est très fréquent en France. Nous savons qu'une prise en charge précoce améliore considérablement le pronostic de cette maladie. Alors, quand vous recevrez le courrier... N'hésitez plus !

LES MALADIES RARES OU ORPHELINES

Nous avons vu dans les pages précédentes que l'intestin est un organe fragile, sensible aux facteurs environnementaux et d'une grande complexité. Nous avons aussi vu, avec ces différentes maladies digestives, que notre système immunitaire peut s'emballer, que l'équilibre entre le microbiote et son hôte peut se rompre, perdant alors sa tolérance à des stimuli qui ne sont pas censés être pathogènes, comme le gluten dans la maladie cœliaque. Nous avons aussi constaté les effets potentiellement néfastes d'une agression externe comme la radiothérapie.

Vous trouverez maintenant des maladies encore moins fréquentes, celles dont on ne parle qu'une fois par an, dans le cadre d'une émission de télévision type Téléthon, permettant de collecter auprès de chacun d'entre nous des dons pour faire avancer la recherche.

Les maladies rares intestinales existent. Elles font partie de ces maladies où il n'existe pas de traitement curatif, et dont la connaissance des mécanismes est essentielle pour tenter de trouver des pistes thérapeutiques.

La pseudo-obstruction intestinale chronique est l'une de ces maladies dont on ne parle jamais. Pourtant, cette maladie nous démontre ô combien que notre intestin est ce « deuxième cerveau » dont nous avons parlé précédemment, sujet qui a fait l'objet d'articles dans de nombreux magazines. Il est évident qu'écrire sur ces maladies rares et axer une partie de nos recherches sur celles-ci devraient constituer une priorité : ainsi, leur compréhension permettrait de traiter les maladies qui pourraient avoir une cause identique, mais des conséquences différentes.

Qu'appelle-t-on « maladies rares » ou « orphelines » ?

Les maladies dites « rares » sont par définition celles qui touchent un nombre restreint de personnes. Il existe un seuil admis en Europe qui est de 1 personne atteinte sur 2 000, soit, à l'échelle de la France, moins de 30 000 personnes pour une maladie donnée.

Il y aurait actuellement dans le monde environ 4 à 5 000 maladies rares pour lesquelles, la plupart du temps, il n'existe pas de traitement curatif. Ainsi, le nombre total de personnes atteintes par une maladie rare pourrait être de 25 à 30 millions de personnes… en Europe.

La plupart des maladies génétiques sont des maladies rares, mais toutes les maladies rares ne sont pas génétiques. Il peut s'agir de maladies infectieuses, de maladies auto-immunes voire de cancers rares. Mais pour un grand nombre de maladies rares, la cause reste inconnue.

Ces maladies rares sont souvent des maladies graves, chroniques, évolutives. L'atteinte peut être visible dès la naissance ou l'enfance, mais peut parfois apparaitre à l'âge adulte.

Les médicaments « orphelins »

Souvent, il n'existe pas de traitement permettant la guérison, mais une prise en charge globale des soins, de manière concertée et appropriée, peut améliorer la qualité de vie et prolonger sa durée. Une des grandes difficultés de ces maladies est d'arriver à développer des traitements efficaces. En effet, il faut savoir que lorsqu'une nouvelle molécule, c'est-à-dire un médicament potentiel, est découverte, le processus pour sa commercialisation est extrêmement long : en moyenne, une dizaine d'années. Il est surtout très coûteux. Ainsi, le plus souvent, sur 10 médicaments en cours d'évaluation, un seul arrive en fin de processus, c'est-à-dire jusqu'à la commercialisation. Il faut savoir que ce processus peut avoir un coût de plusieurs dizaines de millions d'euros. Aussi, lorsque le traitement n'est destiné qu'à un nombre très restreint de malades (du fait de la rareté de la maladie), les promoteurs ont du mal à investir dans le développement de médicaments même s'ils peuvent avoir un effet très bénéfique pour les patients atteints. C'est pour cette raison que le concept de médicaments dits « orphelins » a été créé. Ces médicaments sont destinés au traitement de maladies si rares que les industriels sont peu disposés à les développer dans les conditions de commercialisation habituelles. Autrement dit, il s'agit de médicaments non développés par l'industrie pharmaceutique pour des raisons de rentabilité, alors qu'ils répondent à un besoin de santé. Les pouvoirs publics ont donc mis en place des mesures incitatives à l'attention des industriels de la santé et des biotechnologies pour stimuler le développement des médicaments orphelins. Ainsi, depuis 1999, l'Europe a institué une politique du médicament orphelin unifiée aux États membres.

Si des progrès majeurs ont été réalisés dans certaines maladies, nous restons encore très démunis face à certaines maladies rares ; les efforts de chacun doivent être poursuivis.

L'ENTÉRITE POSTRADIQUE

Si nous avons abordé jusqu'à présent des maladies intestinales relativement fréquentes, j'ai donc voulu aussi traiter ces maladies dont personne ne parle. Il s'agit de maladies parfois graves, invalidantes, et d'autant plus difficiles à vivre pour ces patients car elles sont justement peu connues dans notre société, y compris aussi par les médecins.

J'ai la chance d'exercer dans un service qui est un centre associé aux services de référence gastro-entérologiques pédiatriques labellisés pour les maladies rares intestinales, sous la direction des Prs Olivier Goulet et Jean-Pierre Hugot (hôpitaux Necker et Robert-Debré à Paris). Cela m'a permis, les années passant, de me rendre compte que la parole devait être donnée à ces maladies silencieuses qui semblent trop peu intéresser l'industrie pharmaceutique, partenaire indispensable pour réaliser des recherches et développer des médicaments.

Alors pour commencer, vous trouverez ici quelques pages expliquant comment après un traitement pour cancer ayant nécessité une radiothérapie, on peut être guérie du cancer mais présenter une nouvelle maladie, conséquence de la radiothérapie.

Qu'appelle-t-on « entérite postradique » ?

On regroupe sous le terme d'entérite post-radique les complications intestinales de la radiothérapie abdomino-pelvienne : il s'agit de lésions de la muqueuse (la superficie de la paroi intestinale) et de la paroi intestinales. L'entérite radique peut se présenter sous une forme aiguë ou chronique.

L'entérite postradique aiguë

Elle est la conséquence directe de l'irradiation abdominale ou pelvienne sur l'intestin. L'intestin présente alors une inflammation, une atrophie des villosités.

Les signes cliniques sont une diarrhée parfois très importante qui peut conduire à la diminution de la dose de radiothérapie. On observe parfois du sang dans les selles qui témoigne d'ulcérations au niveau de l'intestin.

Le traitement est le plus souvent symptomatique : on utilise des ralentisseurs du transit, sortes de pansements intestinaux et, selon la gravité, on réduit la radiothérapie.

Les symptômes apparaissent pendant la radiothérapie et cessent le plus souvent dès l'arrêt ou dans les semaines qui suivent la fin du traitement. Les patients sont dans leur majorité informés de ces effets secondaires possibles. Il s'agit en réalité d'une agression de l'intestin avec une cicatrisation ; le renouvellement permanent des cellules intestinales permet le plus souvent de récupérer une fonction intestinale totalement normale. Mais dans un petit nombre de cas peuvent survenir des signes digestifs à distance de la fin du traitement. Il s'agit dans ce cas de l'entérite postradique chronique (ERC).

L'entérite postradique chronique (ERC)

Cette maladie peut apparaître de 2 mois à plus de 30 ans après l'arrêt de la radiothérapie ! Elle résulte d'une atteinte de toute la paroi de l'intestin. Les lésions liées à l'effet persistant des radiations peuvent entraîner une atteinte des vaisseaux de la paroi intestinale, qui se traduit par des saignements ou par une fibrose de la paroi qui peut conduire à un rétrécissement de la lumière intestinale, appelé sténose. L'intestin est alors rétréci et ne peut laisser s'écouler normalement son contenu.

Physiopathologie

Les lésions intestinales induites par la radiothérapie sont la conséquence d'un effet toxique de l'irradiation sur les cellules. La radiothérapie participe à la destruction des tumeurs, mais les structures qui se trouvent dans le champ d'irradiation peuvent être elles aussi touchées. Ainsi, lors de l'irradiation pour un cancer du col de l'utérus, les organes qui peuvent rentrer dans le champ d'irradiation sont la vessie, l'intestin, la peau et l'os.

Cette atteinte initiale des cellules peut se compliquer secondairement à long terme par une atteinte des vaisseaux qui irriguent les organes. Cette atteinte pourrait favoriser une inflammation locale chronique qui aboutit aux lésions d'ERC. L'effet aigu des radiations ionisantes sur la muqueuse intestinale se traduit par une dénudation de l'épithélium (couche superficielle de l'intestin), augmentant la perméabilité à l'égard des bactéries. Une atteinte plus profonde peut survenir à distance, favorisée par l'atteinte des vaisseaux et la constitution de dépôts de protéines responsables d'une fibrose.

L'ensemble de ces facteurs aboutit à une inflammation chronique de l'intestin avec des ulcérations et un manque d'oxygène chronique gênant la cicatrisation et pouvant aboutir à des complications. La cicatrisation peut se faire sous forme de lésions sténosantes (rétrécissant la paroi de l'intestin) liées à la fibrose, avec parfois occlusion chronique, responsable de douleurs et entrainant une diminution des apports alimentaires par peur de l'apparition de ces douleurs ou de vomissements. En cas d'atteinte sévère, et/ou de diagnostic et prise en charge tardifs, une dénutrition peut s'installer. Associée à une atteinte de l'intestin grêle, une atteinte rectocolique est fréquemment observée. Du fait de la perte de fonction de la partie basse du côlon, les signes sont alors fréquemment une diarrhée avec des douleurs lors de l'émission de selles, parfois associée à une incontinence et du sang dans les selles.

La fréquence

Cette maladie reste rare et il est difficile d'en évaluer la fréquence. On considère que les formes sévères touchent moins de 10 % de l'ensemble des personnes ayant reçu des radiothérapies pour traiter un cancer. Mais l'apparition parfois très tardive de la maladie et l'absence de formation des médecins (non oncologues) dans ce domaine, sont probablement responsables d'un retard du diagnostic voire d'une sous-estimation de la maladie. De plus, lorsque le malade est guéri ou en rémission prolongée, le suivi en oncologie est espacé au bout de quelques années et est essentiellement centré sur la recherche de récidives possibles du cancer soigné, alors que l'entérite post-radique nécessite une prise en charge spécifique et le plus rapidement possible. Or les radiothérapeutes ne voient les patients que lors de la radiothérapie ou si un traitement est nécessaire. Tout ceci explique la méconnaissance globale de cette maladie qui pourtant est bien réelle.

Les signes cliniques

Les signes dépendent donc du type et du siège de l'atteinte. S'il existe un rétrécissement significatif de l'intestin, le passage des nutriments ne peut se faire correctement, il y a un obstacle.

Les symptômes sont ceux de l'occlusion avec des douleurs, des vomissements, une perte de poids. Lorsque le côlon présente des ulcérations avec une inflammation, les signes visibles pourront être des saignements par l'anus avec une diarrhée, des douleurs. On comprend parfaitement que si l'intestin présente des lésions, d'autres organes souffrent de la même manière ; ainsi, les patients peuvent aussi présenter une « vessie radique » avec des douleurs lors de l'émission des urines, du sang dans les urines, et des troubles comme une incontinence urinaire. Il est essentiel, lors de la consultation, de rechercher les autres atteintes possibles pour prendre en charge la maladie dans sa globalité. Ces signes peuvent être très difficiles à vivre au quotidien ; ils ne sont pas toujours énoncés clairement par les patients, et nécessitent de la part du médecin un interrogatoire plus ciblé à la recherche de ces symptômes dont il est parfois difficile de parler comme l'incontinence, des douleurs lors des relations sexuelles, etc.

Le diagnostic

Il est établi sur les signes cliniques intestinaux : diarrhée, saignements et/ou douleurs abdominales pouvant aller jusqu'à des épisodes d'occlusion intestinale, chez un patient ayant un antécédent de radiothérapie abdominale.

Des examens sont alors nécessaires pour mettre en évidence les lésions et leur siège. On recherche par une prise de sang des carences témoignant d'une atteinte de l'intestin grêle dont la capacité d'absorption est diminuée. Les examens morphologiques tels que le scanner, le transit du grêle et les endoscopies digestives pourront être déterminants.

Le transit du grêle est un examen radiologique qui utilise un produit de contraste à base de baryte. La baryte est avalée par voie orale. Le produit progresse dans le tube digestif en tapissant ses parois qui seront visibles sur les clichés grâce aux propriétés radioopaques de la baryte.

La prise en charge thérapeutique

Dans un certain nombre de cas, il peut s'avérer nécessaire de réaliser une ou plusieurs interventions chirurgicales pour retirer les segments digestifs atteints, notamment lorsqu'une sténose est présente, empêchant le passage des nutriments. Dans ce cas, le chirurgien peut retirer la zone rétrécie. Il est parfois nécessaire de faire une stomie (raccordement de l'intestin à la peau permettant l'évacuation des selles) ; l'intestin est alors relié au ventre et les selles sont recueillies dans une poche spéciale.

La prise en charge nutritionnelle

Une prise en charge nutritionnelle s'impose chez ces malades car une malabsorption du fait de lésions sur l'intestin grêle peut être responsable d'une dénutrition parfois sévère. Un suivi nutritionnel s'impose afin d'apprécier la quantité et la qualité de l'alimentation et de juger de l'évolution de l'état nutritionnel. Une supplémentation nutritionnelle (par voie orale) par des compléments alimentaires peut être utile : une supplémentation adaptée en vitaminines et en minéraux s'avère souvent indispensable compte tenu de la malabsorption.

Lorsque l'alimentation s'avère difficile du fait de ces sténoses, ou si une intervention a été nécessaire mais a entraîné une perte importante de l'intestin, les patients peuvent avoir besoin d'une nutrition artificielle, le plus souvent parentérale, c'est-à-dire par voie intraveineuse, pour pallier les carences.

La prise en charge médicamenteuse

Peu de traitements ont montré une réelle efficacité.

Un traitement par cortisone pendant une durée de 4 à 8 semaines semble potentialiser l'efficacité de la prise en charge nutritionnelle. Mais les effets secondaires en limitent l'emploi au long cours.

La correction de facteurs associés pouvant aggraver l'évolution de la maladie est indispensable : ainsi, on contrôle une hypertension artérielle, un diabète et l'arrêt du tabac.

D'autres traitements semblent intéressants. L'oxygénothérapie hyperbare a donné des résultats prometteurs mais qui demandent à être confirmés : le malade est placé dans un caisson étanche que l'on pressurise progressivement jusqu'à ce que la pression intérieure soit supérieure à la pression atmosphérique. Le but est de permettre une bonne oxygénation locale des tissus malades et d'assurer une meilleure cicatrisation.

EN RÉSUMÉ

L'entérite postradique est une maladie mal connue, dont la fréquence est difficile à estimer, compte tenu de l'apparition de symptômes parfois très postérieurs à la radiothérapie, parfois plus de 30 ans après !

Si l'incidence de la maladie reste faible, sa prise en charge est particulièrement difficile. Le traitement repose sur une prise en charge gastro-entérologique et nutritionnelle pour éviter la dénutrition et l'apparition de carences. En cas de lésions sévères, notamment lors des syndromes subocclusifs, une nutrition artificielle, plus ou moins associée à une chirurgie pour retirer des zones trop malades (rétrécies) de résection, peut être nécessaire. Certains traitements semblent prometteurs et demandent à être confirmés : l'utilisation d'antioxydants et l'oxygénothérapie hyperbare.

BON À SAVOIR

L'entérite radique est un effet secondaire possible de toute irradiation abdominale pour cancer. Les facteurs favorisants sont :

- la dose cumulée de rayons ;
- une dénutrition ;
- un tabagisme actif ;
- un diabète ;
- une hypertension artérielle ;
- une chirurgie abdominale précédant la radiothérapie, pouvant exposer l'intestin de manière plus importante aux radiations.

La prévention est indispensable et les méthodes de radiothérapie ne cessent de s'améliorer dans le but de protéger tous les organes sains au voisinage de la tumeur.

L'entérite postradique n'est pas synonyme de complications liées à une erreur médicale, notamment à une surirradiation. Les faits divers hélas tristement connus, comme les « irradiés d'Épinal », présentent en effet des complications sévères du fait d'une surexposition aux rayons. Ainsi, entre 2001 et 2006, près de 450 patients de l'établissement, traités pour des cancers de la prostate, ont été victimes de surdoses de radiation. Les surdosages de radiothérapie, parfois supérieurs à 20 %, avaient deux origines : des défaillances dans le service et des erreurs de paramétrage des appareils. Heureusement, ces événements sont extrêmement rares. Il ne faut pas pratiquer d'amalgame entre ces erreurs et les effets secondaires possibles de la radiothérapie. Comme tout traitement, celui-ci comporte des effets secondaires potentiels, qu'il est parfois difficile de prévenir ou même de prévoir pour une personne donnée.

L'entérite postradique n'est pas liée, dans la majorité des cas, à une « surexposition accidentelle ». Il convient néanmoins d'en informer les patients. Trop souvent, angoissés par le diagnostic

de leur cancer et du traitement lourd qu'ils doivent suivre, ces derniers ne peuvent intégrer l'ensemble des informations délivrées par les différents praticiens. Les praticiens eux-mêmes, par manque de temps, par facilité parfois, ne donnent pas clairement ces informations concernant le risque pouvant survenir quelquefois très à distance du traitement.

Témoignages

Voici le témoignage d'une patiente âgée de 55 ans, qui présente une entérite post-radique. Elle évoque ici son incompréhension face à l'errance médicale qu'elle a connue avant d'avoir enfin un diagnostic posé sur ses symptômes.

Année 2001 : cancers de l'ovaire et de l'endomètre, opération, diverses chimios, radiothérapie, curiethérapie (technique de radiothérapie interne)… Tout est fait pour me sauver. Après une année très dure, je revis, je retravaille, le cancer n'aura donc été qu'une parenthèse, très difficile à vivre mais dont je me sors peu à peu. La vie a d'autant plus de goût que j'en ai mesuré la fragilité. Les choses reprennent leur cours, plus ou moins bien ; forcément, tous ces traitements ont eu des conséquences, mais je fais avec… jusqu'en novembre 2004, où je suis prise de très fortes douleurs dans le ventre, associées à des vomissements. Comme cela ne passe pas au bout de quelques heures et que la douleur s'intensifie, je finis par faire venir un médecin (je suis incapable de me déplacer). Diagnostic : gastro ! La crise dure trois jours, puis s'apaise. Depuis, à intervalles de plus en plus rapprochés, la crise revient, chaque fois plus angoissante, toujours aussi douloureuse. Peu à peu, je réduis mon alimentation, je finis par ne plus manger que du riz et des pâtes avec du jambon haché et de la compote. Entre temps, je vois régulièrement mon médecin traitant qui m'adresse à un gastroentérologue, puis à un autre. Je parle de tout ça à la cancérologue (oncologue) qui me suit, on multiplie les examens : deux entéroscanners, deux coloscopies, de nombreuses échographies, et toujours aucun résultat. On parle de brides (adhérences dans le ventre suite à la chirurgie initiale), on envisage de me faire avaler une capsule, je maigris de plus en plus et surtout, je perds complètement espoir. Mon état de santé est tel que je dois, la mort dans l'âme car mon travail me passionne, prendre ma retraite. Il ne m'est plus possible en effet de prendre le moindre engagement, car à tout moment, la crise peut survenir. Plus le temps passe, plus les choses se dégradent, et à partir d'avril 2010, je suis contrainte de me rendre régulièrement aux Urgences. Je suis finalement hospitalisée à plusieurs reprises et là, enfin, on parle de phénomène occlusif mais on n'évoque que des brides alors que dans mon dossier figurent évidemment les traitements contre le cancer.

C'est finalement un médecin hospitalier qui prononce un terme dont je n'ai jamais entendu parler : « grêle radique ». Une fois ce mot lâché, j'en parle à l'oncologue qui voyant mon état d'amaigrissement et mon désespoir (je m'effondre en pleurs dans son bureau) m'adresse, après de longues recherches à un médecin dans un centre « expert » qui prend en charge cette maladie. J'ai encore en tête ma première consultation avec elle. Pour la première fois, j'ai l'impression d'être entendue et prise au sérieux. Elle a ce mot qui me réconforte : « Vous avez eu un bien long parcours pour arriver ici ». À partir de là, ma maladie a un nom et moi j'ai l'espoir de peut-être m'en sortir, en tout cas, d'être arrivée à un endroit où on fera tout pour m'aider. Mais il aura fallu sept ans pour mettre un nom sur cette maladie, sept ans où je me suis sentie chaque jour plus seule, avec des médecins dans le flou, subissant l'impuissance ou le non-dit, avec à mes côtés une famille désemparée, un entourage lassé au point que toute vie sociale avait fini par disparaître. Je fais une totale confiance au docteur J. Depuis, le parcours est très dur ; après une période de traitements, j'ai fini par être opérée, j'ai dû subir une longue période de nutrition parentérale (alimentation artificielle par voie intraveineuse) à domicile, avec l'aide d'une remarquable organisation de soins et des infirmiers extraordinaires ; j'ai connu les horreurs de l'iléostomie et celles de la poche (l'intestin est dérivé et abouché à peau. Les selles sont recueillies dans une poche de stomie). Maintenant, je vais beaucoup mieux, je mange normalement, j'ai retrouvé des forces, j'ai repris du poids, (je n'osais plus me regarder dans un miroir tant j'étais décharnée, un vrai squelette), je suis à nouveau une femme, je retrouve peu à peu la joie de vivre. Ce sera long de reprendre complètement une vie normale mais l'espoir est là, ainsi que la volonté de tout faire pour y parvenir. J'éprouve une profonde reconnaissance envers l'ensemble de l'équipe qui m'a suivie tout du long, et en même temps, je garde une rancœur profonde envers tous ceux qui durant toutes ces années n'ont jamais envisagé que mes troubles pouvaient être dus aux suites de la radiothérapie. Même dans les centres spécialisés en cancérologie, personne, jamais, n'a évoqué la possibilité de troubles radiques. Ce manque de connaissances est redoutable, il retarde la prise en charge de la maladie, il enferme le malade dans une solitude et une détresse de plus en plus délétères. Il serait important que les associations de malades du cancer soient informées pour être à même d'aider les patients. Je n'ai trouvé auprès d'elles aucune aide, elles semblaient ignorer tout du sujet. Il serait certainement capital aussi d'envisager la création d'une association de malades spécifique à la maladie radique : rencontrer des personnes qui auraient connu un parcours similaire m'aurait probablement aidée. Enfin, il serait souhaitable que les généralistes soient mieux informés et que les cancérologues osent affronter un sujet d'évidence délicat pour eux.

LA POIC, OU QUAND L'INTESTIN NE VEUT PLUS SE CONTRACTER

La pseudo-obstruction intestinale chronique (POIC) désigne un syndrome clinique évoquant une obstruction mécanique de l'intestin grêle, mais pour laquelle aucun obstacle n'est mis en évidence.

Les principaux symptômes de la pseudo-obstruction sont des nausées, des vomissements, un météorisme, c'est-à-dire un gonflement du ventre, des douleurs abdominales et des troubles du transit (constipation et/ou diarrhée). Les symptômes précèdent souvent pendant des années le diagnostic déclaré de POIC. Ils aboutissent à terme à une dénutrition parfois majeure.

Les mécanismes de cette maladie

La motricité intestinale est un processus parfaitement coordonné qui a pour fonction de mixer, absorber et propulser les nutriments à travers l'appareil digestif gastro-intestinal jusqu'à leur expulsion sous forme de résidus.

Le système nerveux entérique (du ventre) est composé de neurones du tractus gastro-intestinal qui constituent le « cerveau » de l'intestin. Il peut donc fonctionner indépendamment du système nerveux central. Comme nous l'avons vu lors du deuxième chapitre, ce système contrôle la motricité (contractions intestinales), les sécrétions et la microcirculation du tractus gastro-intestinal ; il est également impliqué dans la régulation des processus immunitaires et inflammatoires. Ce système nerveux a une structure proche de celle du système nerveux central et comporte près de 200 millions de neurones.

À ce niveau, les corps des cellules nerveuses sont regroupés en petits ganglions connectés entre eux sous la forme de réseaux appelés « plexus » : les plexus myentériques (ou plexus d'Auerbach) et les plexus sous-muqueux (ou plexus de Meissner). Les plexus myentériques se situent entre les couches longitudinales externes et circulaires internes de la paroi intestinale, et s'étendent sur l'ensemble de l'intestin.

Il existe des cellules ultra-spécialisées, considérées comme des pace-maker de l'intestin, c'est-à-dire participant à la capacité de contraction automatique de l'intestin. Ces cellules sont les cellules interstitielles de Cajal, elles sont situées entre les deux couches musculaires lisses de la paroi intestinale. Elles jouent un rôle de contrôle du rythme des contractions. Ces contractions s'organisent selon deux phases : une phase de jeûne, dont la fonction est la propagation du bol alimentaire, et une phase post-prandiale, servant au brassage du bol alimentaire et favorisant son absorption.

Ainsi, les troubles de la motilité intestinale peuvent apparaître comme la résultante d'un ensemble d'anomalies affectant seules ou en association chacun des éléments impliqués dans la motricité intestinale.

Un dysfonctionnement d'une de ces composantes peut entraîner des troubles plus ou moins graves. On parle alors selon le type d'atteinte de myopathie (atteinte du muscle intestinale) et/ou de neuropathie (atteinte du système nerveux intestinal) de l'intestin, qui vont aboutir à une mauvaise coordination, une diminution et, à l'extrême, à une inactivité de la motricité intestinale, c'est-à-dire une paralysie de l'intestin. Cela se traduit par des difficultés à s'alimenter, des nausées voire des vomissements et des douleurs abdominales, car les nutriments et les secrétions intestinales ne peuvent se propager le long du tube digestif.

La présentation clinique

Les POIC peuvent être primitives et apparaitre dès la naissance, ou bien être secondaires : elles s'intègrent dans une maladie plus générale. Les POIC secondaires apparaissent plutôt à l'âge adulte et les causes sont multiples. En pratique clinique, les causes les plus fréquentes sont des maladies générales pouvant toucher plusieurs organes (malades systémiques) avec, en premier lieu, la sclérodermie (maladie auto-immune pouvant affecter notamment la peau, le rein, les articulations, le tube digestif). Les maladies systémiques constituent un ensemble de maladies liées à une atteinte immunologique et inflammatoire dont les caractéristiques sont de présenter des lésions dans différents endroits du corps. La cause de ces maladies n'est pas connue. La sclérodermie est donc l'une de ces maladies qui peuvent s'accompagner de troubles moteurs intestinaux de type POIC. Cette maladie peut atteindre de nombreux organes dans sa forme sévère, avec pour caractéristique visible une atteinte de la peau (la peau perd de son élasticité, elle est indurée, rétractée).

Des causes infectieuses pourraient également déclencher des altérations du système nerveux entérique ; ces altérations deviendraient irréversibles malgré la guérison de l'infection. Ainsi, certaines infections virales, notamment à cytomégalovirus, herpès virus et virus d'Epstein-Barr ont été rapportées à l'origine de POIC. Ces virus issus d'une même famille peuvent entraîner une infection sans symptômes évidents, et parmi les cellules qu'elles peuvent toucher, on note les cellules musculaires lisses intestinales.

La POIC peut s'intégrer dans des maladies plus générales, de type « maladie mitochondriale ». Il s'agit ici de maladies génétiques identifiées qui associent des atteintes de différents organes. Les mitochondries sont la « centrale énergétique » de la cellule. Un manque d'énergie au niveau des cellules pourra entraîner des répercussions à type de troubles neurologiques, musculaires, métaboliques…

Qu'elle soit primitive ou secondaire, la POIC s'intègre souvent dans un tableau complexe, en rapport avec la maladie causale ou les anomalies associées.

Ainsi, en cas d'atteinte gastrique prédominante, le tableau clinique est celui d'une paralysie de l'estomac avec des ballonnements immédiatement après les repas, une sensation de satiété précoce, des douleurs abdominales, des nausées et vomissements ; en cas d'atteinte œsophagienne, le tableau clinique est celui d'une sensation de blocage associée ou non à des symptômes de reflux gastro-œsophagien ; enfin, en cas d'atteinte colique, le malade ressent une distension abdominale et subit une constipation très sévère.

Plusieurs segments peuvent être atteints chez un même patient, entraînant des tableaux mixtes. Cependant, et bien que l'atteinte motrice soit souvent diffuse à l'ensemble du tube digestif, ce sont les manifestations en rapport avec les anomalies de l'intestin grêle qui sont généralement au premier plan du tableau clinique avec des douleurs, des nausées, des vomissements plus ou moins abondants, rendant l'alimentation difficile et entraînant une perte de poids.

Le diagnostic

Il repose sur un faisceau d'arguments, cliniques et paracliniques. Il s'agit d'un tableau d'occlusion sans obstacle visible. En effet, le blocage n'est pas lié à une lésion, une tumeur, un rétrécissement au niveau de l'intestin qui ferait obstacle ; il s'agit d'une véritable paralysie de l'intestin, liée à des anomalies du système qui permet normalement la contraction du tube digestif.

Des examens de la motricité intestinale permettent d'objectiver des anomalies fines de la motricité intestinale. La manométrie est un examen fonctionnel qui permet, à l'aide de capteurs, de percevoir et d'enregistrer des variations de pression à l'extrémité d'une sonde. La manométrie consiste en la mise en place, le plus souvent sous anesthésie, d'une sonde introduite par le nez qui va jusqu'à la partie initiale de l'intestin grêle et qui a pour but de mesurer les mouvements simultanés d'une part, et successifs d'autre part, de l'estomac jusqu'à l'intestin grêle. Pour ce faire, la sonde est laissée en place plusieurs heures. Les capteurs permettent d'explorer les contractions anorectales (manométrie ano-rectale), œsophagienne (manométrie de l'œsophage) et de l'intestin grêle (manométrie du grêle). L'ensemble de ces examens ne sont pas disponibles dans tous les centres hospitaliers et certains sont difficiles à réaliser (notamment la manométrie du grêle). La manométrie du grêle est probablement l'examen le plus performant pour faire la preuve de cette maladie.

Le bilan consiste par ailleurs à identifier une maladie causale possible qu'il faudra traiter (comme la sclérodermie, par exemple).

Il est parfois nécessaire de réaliser une étude d'un petit segment de l'intestin, et notamment de sa paroi, pour étudier les plexus myentériques à la recherche, par exemple, d'une raréfaction des cellules pouvant être responsable de la maladie.

La prise en charge

La prise en charge de la POIC repose sur l'amélioration des symptômes et le maintien d'un bon état nutritionnel sachant qu'aucun traitement curatif n'est connu à ce jour. La prise en charge thérapeutique inclut les traitements médicamenteux, l'assistance nutritionnelle et parfois la chirurgie. Les traitements médicamenteux visent à restaurer une activité motrice gastro-intestinale et reposent donc sur les « prokinétiques » (médicaments qui ont pour but de stimuler la motricité intestinale). Une nutrition artificielle par voie intraveineuse est parfois nécessaire pour maintenir un équilibre nutritionnel et un état d'hydratation satisfaisants.

Les perspectives

Si grâce notamment aux progrès réalisés en nutrition artificielle, la plupart des malades souffrant d'une POIC peuvent avoir une espérance de vie presque normale, il convient de continuer la recherche pour comprendre cette maladie complexe et trouver des pistes thérapeutiques afin que cet intestin qui ne se contracte presque plus redevienne autonome. L'objectif est une autonomie nutritionnelle avec la possibilité de s'alimenter normalement par la bouche et sans douleur.

On comprend qu'une meilleure compréhension de cette « contractilité intestinale » pourrait être bénéfique pour des maladies plus fréquentes. Ainsi, comment ne pas faire de lien entre des troubles moteurs objectivés lors des POIC et les troubles moteurs décrits au cours de certains troubles fonctionnels intestinaux comme le syndrome de l'intestin irritable qui parfois d'accompagne d'une constipation très sévère ? N'y aurait-il pas un lien entre certaines constipations difficiles à traiter et ces POIC ?

La compréhension de ces maladies rares pourrait être une clé pour d'autres maladies intestinales fréquentes. Nous devons absolument chercher à faire des passerelles entre les maladies qui nous apprennent que des connexions existent entre les différents organes. Rompre l'isolement de ces maladies rares est aussi une nécessité. Médecins, chercheurs, pouvoirs publics et industriels doivent accepter de travailler sur ces maladies dans un but de santé publique.

LE PARCOURS DU MALADE AVEC MALADIE RARE : UN COMBAT AU QUOTIDIEN

D'une manière générale, les enfants ou adultes atteints par une maladie rare rencontrent tous des difficultés identiques dans leur parcours médical. Le diagnostic est parfois difficile et long. L'accès à une information de qualité est lui aussi très difficile car les centres compétents et les médecins formés sont peu nombreux pour une maladie donnée. Enfin, l'accès à des soins de qualité peut être rendu compliqué en fonction du lieu de vie, aboutissant parfois même à des changements de vie (déménagements…) considérables pour une famille.

Une prise en charge bien souvent pluridisciplinaire

De nombreuses maladies s'accompagnent d'une atteinte de plusieurs organes pouvant nécessiter une prise en charge pluridisciplinaire. Mais comment faire le lien entre tous ces intervenants : le généticien qui a fait un diagnostic, le spécialiste du muscle, le cardiologue, le pneumologue, la spécialiste de la rééducation fonctionnelle, le neurologue, le nutritionniste, etc. ? Le malade et sa famille peuvent se retrouver au centre d'un imbroglio de spécialistes donnant leur avis et prescriptions mais ne sachant plus qui est le médecin qui peut et/ou doit faire le lien. La lourdeur de certaines pathologies nécessite souvent un aménagement du domicile voire des hospitalisations dans des centres adaptés. Mais ces centres sont-ils suffisants ?

Je ne peux écrire ces lignes sans penser à ce jeune patient ayant une maladie rare, sévère, adressé par un centre expert et référent de sa maladie. Huit médecins spécialistes suivaient ce jeune homme sur trois sites hospitaliers. Une prise en charge nutritionnelle avait été demandée face à son état de dénutrition extrêmement avancé. Une complication de sa maladie est survenue lors de l'hospitalisation dans mon service, et alors qu'il était nécessaire de le transférer dans une structure qui me semblait plus adaptée, je me suis heurtée à des difficultés extrêmes. Les structures des soins habituels ne pouvaient prendre en charge ce malade qui pourtant requerrait une assistance spécifique urgente. En l'absence de place dans la structure qui l'avait adressé, je me suis retrouvée dans l'impossibilité de traiter correctement ce jeune homme. L'histoire de cet homme d'une grande intelligence, ressentant son aggravation et ayant donné sa confiance à l'équipe soignante, s'est hélas, mal terminée. Il a été emporté par la maladie, dans une unité qui a fait le maximum, mais ce lieu n'était pas un lieu connu, ni par lui, ni par sa famille. Suite à ce décès, suite aux difficultés rencontrées, à ces appels laissés sans réponse, je me suis beaucoup interrogée sur la qualité des soins prodigués par notre système. J'ai été assaillie de manière presque simultanée par un sentiment de profonde tristesse, de culpabilité, d'incompréhension, de colère et de doute. Ces sentiments mêlés ont été réactivés par les mots adressés par la mère de ce jeune homme qui dans la douleur, mais avec toute la justesse de la connaissance du système de soins français, a pointé du doigt ce dysfonctionnement. Pourquoi avoir accepté de prendre en charge une personne atteinte d'une maladie à un stade si grave si la moindre complication ne pouvait être correctement prise en charge dans la structure d'accueil ? Face à ces reproches, face à cette douleur, face à l'échec, j'ai appelé les correspondants qui avaient pris en charge au préalable ce jeune homme, cherchant à savoir si j'avais commis une erreur. La décision de ce transfert avait été une décision collégiale car plusieurs médecins, dont son médecin référent, pensaient qu'il en bénéficierait. Pourtant, en pratique, ce jeune homme est décédé dans des conditions difficiles, dans un site qu'il ne connaissait pas

Nous avons un devoir d'accompagnement, et dans ce cas, j'ai le sentiment d'avoir failli. Nous devons savoir aussi apprendre de nos échecs et de nos erreurs. Mon sentiment est qu'il faut maintenant réfléchir à une organisation des soins qui place la personne malade et sa famille au centre de la prise en charge. La personne malade n'est pas celle qui doit se déplacer vers le médecin ou la structure soignante. L'éparpillement des compétences est une perte de chance, de temps pour ces maladies. J'en suis maintenant convaincue. Nos structures dites de référence pour ces maladies doivent faire venir les spécialistes aux malades et non pas l'inverse.

Un portail incontournable pour accompagner les malades

En termes de recherche, les chercheurs travaillent de plus en plus souvent en réseau pour partager les résultats de leurs recherches et avancer plus efficacement. Un exemple de ce travail en réseau est visible sur Orphanet, le portail de référence sur les maladies rares et les médicaments orphelins. Ce site est ouvert à tous. Son but est de contribuer à améliorer le diagnostic, la prise en charge et le traitement des maladies rares. « L'objectif d'Orphanet est de fournir de l'information sur les maladies rares aux professionnels de santé, aux malades et à leur entourage, afin d'améliorer le diagnostic, le traitement et la prise en charge de ces maladies. L'information d'Orphanet n'est pas destinée à remplacer le recours à un professionnel de santé. » Orphanet est mené par un consortium d'une quarantaine de pays et coordonné par une équipe française de l'Inserm.

Grâce à ce site, il est possible d'accéder à des informations scientifiques mises à jour régulièrement, à des documents permettant d'avoir des données précises et chiffrées par maladies, comme la liste des maladies rares et leurs médicaments orphelins, la prévalence de ces maladies, les projets de recherche européens et les réseaux cliniques, les centres de référence, les centres de compétences, les aides et prestations sociales…

Ce site majeur est une mine d'informations et constitue une aide considérable notamment pour les professionnels de santé confrontés à une maladie rare parfois pour la première fois : ils peuvent ainsi rapidement accéder aux informations urgentes pour une prise en charge immédiate mais aussi pouvoir se mettre ainsi en lien rapidement avec les centres experts ayant l'habitude de prendre en charge une maladie donnée.

Pour une personne atteinte de maladie rare, ces informations peuvent paraitre difficiles à comprendre et à appréhender. Des moyennes, des chiffres, sont difficilement transposables en terme de personne. Aussi, un malade aura souvent plus d'informations « humaines » au sein de son équipe soignante mais aussi dans les associations de patients qui apportent une aide majeure et essentielle dans ces maladies. L'aide devient une aide personnalisée, centrée sur la personne, basée sur des témoignages, des rencontres, nourrie de conseils. Les associations sont souvent portées par des parents d'enfants malades mais aussi par des malades eux-mêmes. Elles ont pour but d'apporter un soutien moral aux malades et à leurs familles pour rompre l'isolement souvent induit par la maladie. Elles peuvent aider ces familles dans les démarches administratives parfois complexes pour obtenir la reconnaissance d'un handicap ou la compensation que nécessite l'état de santé, les soins et le suivi nécessaires. Elles permettent de mettre en lien les différents acteurs nécessaires pour la prise en charge de la maladie. Mais ces associations jouent également un rôle majeur pour la recherche elle-même, par leur soutien financier, par la mise en relation des malades avec les chercheurs sans oublier leurs actions pour mieux faire connaître une maladie rare et orpheline aux professionnels de la santé et aux pouvoirs publics.

Témoignages

La POIC vue par le Dr Bellaiche, gastro-pédiatre à l'hôpital Robert-Debré. Témoignage publié sur le site de l'association des POIC (www.association-poic.fr).

Les pseudo-obstructions intestinales chroniques (POIC) se caractérisent par des symptômes et des signes d'obstruction du tube digestif en l'absence de toute lésion, occluant la lumière intestinale. Il peut exister des vomissements, des maux de ventre et une constipation plus ou moins importante alors que l'intestin n'est pas « bouché ». Si un chirurgien opère, il ne trouvera rien d'anormal si ce n'est un intestin dilaté.

Il s'agit d'une pathologie rare, pouvant débuter à tout âge, dont les symptômes et la sévérité sont très variables d'un malade à l'autre. Ainsi, certains ont des symptômes intermittents, d'autres continus. Outre les nausées, la constipation ou les douleurs abdominales, d'autres signes existent comme l'anorexie (absence de faim), la dysphagie (difficultés à manger), la distention abdominale et parfois une diarrhée ou des problèmes urinaires. En général, l'ensemble de l'intestin est atteint.

La radiographie de l'abdomen montre des signes d'obstruction sans aucune spécificité. Seuls les prélèvements anatomopathologiques (faits par biopsie profonde) peuvent confirmer le diagnostic. Toutefois, il existe des POIC sans atteinte visible, même au microscope. La manométrie antro-duodénale et de l'œsophage (sonde placée dans le tube digestif qui note les contractions musculaires) peut alors aider au diagnostic.

On distingue schématiquement deux formes : l'une neuropathique (atteinte du système nerveux entérique), l'autre myopatique (atteinte des fibres musculaires intestinales).

Le bilan à réaliser comporte la recherche d'une atteinte urologique et d'une atteinte cardiaque de manière systématique.

Aucun traitement curatif n'est actuellement disponible. Les traitements sont donc parfois nutritionnels (alimentation artificielle si besoin), médicamenteux (prokinétiques, décontamination digestive) ou chirurgicaux (dérivation de l'intestin qui est abouché à la peau : stomie). Ils sont adaptés au cas par cas et diffèrent au fil de l'évolution.

Pour vaincre cette maladie, il faut donc allier les énergies : médecins cliniciens, chercheurs, parents et malades, bien sûr. Nul doute que la qualité de vie n'en sera que meilleure.

Vous trouverez maintenant le témoignage d'une patiente présentant un *syndrome de grêle court*. Comme nous l'avons vu, l'intestin grêle est l'organe essentiel permettant l'absorption des macronutriments, micronutriments et de l'eau. Lorsqu'une partie de l'intestin grêle est retiré, les conséquences sont une absorption insuffisante des aliments ingérés, appelée « malabsorption ». Plus la résection sera importante, c'est-à-dire plus la longueur d'intestin grêle retiré sera importante, plus la malabsorption sera sévère. La traduction clinique sera une diarrhée, un défaut énergétique, des carences multiples et, selon la gravité, une dénutrition. Pour compenser ce manque d'absorption, la mise en place d'une nutrition artificielle par voie intraveineuse peut être nécessaire pour apporter les calories, les minéraux, les vitamines et l'eau indispensables pour maintenir un équilibre nutritionnel satisfaisant. Les principales causes qui peuvent conduire à une résection étendue de l'intestin grêle sont l'infarctus mésentérique (la vascularisation de l'intestin est altérée et souffre de l'absence d'une oxygénation suffisante), la maladie de Crohn, l'entérite post-radique, des complications liées à une chirurgie abdominale, des traumatismes abdominaux et des causes congénitales plus rares encore.

Quelles sont les conséquences de votre maladie ?

J'ai un transit perturbé, une diarrhée avec 6 à 8 selles par jour avec une fatigue importante et des maux de ventre. Ce qui me gène surtout, c'est la diarrhée au quotidien.

Comment vous a-t-on expliqué la maladie au début ?

Au début, je pensais qu'au bout de 6 mois ou un an, je retrouverais une vie normale. Je n'avais pas spécialement compris que j'allais avoir des conséquences à vie. Le problème, c'est le transit et surtout les besoins impérieux.

A-t-on répondu à toutes vos questions au début de la maladie ?

On a répondu à toutes mes questions mais en plusieurs phases. J'ai eu des réponses au fur et à mesure. Au début, il y a eu l'intervention. Je me suis retrouvée avec une stomie, cela a été difficile physiquement, cette image modifiée de moi. En puis je ne pensais qu'à la poche qui pouvait se décoller. J'avais toujours ma main dessus. J'ai été réopérée, et j'ai eu la stomie à nouveau durant plus de 3 mois. Et puis ensuite, j'ai eu besoin de perfusions nutritives, ce qu'on appelle la nutrition parentérale, qui était perfusée deux fois par semaine. J'avais un « port-à cath » (chambre implantable). Cela a duré deux ans. C'était difficile, notre chambre était devenue une sorte de bloc opératoire. Sur notre commode, nous avions les aiguilles, le matériel, les compresses, les gants. L'infirmière venait deux fois par semaine. Je ne la supportais plus, la pauvre. Même si cela était nécessaire, je n'en pouvais plus. Et puis au bout de 2 ans, j'ai eu une infection, une septicémie. Il a fallu me retirer le port-à cath. Et quand on m'a dit qu'il fallait mettre une chambre de l'autre côté, j'ai dit

« Non, c'est fini ». J'ai demandé un autre avis et on m'a dirigé sur Paris, dans un centre plus expert mais à 300 km de chez moi.

Avez-vous trouvé l'écoute nécessaire ? Qui vous a aidé ?

J'ai été écoutée et aidée par ma famille, mes amis. Lorsque j'étais hospitalisée, j'ai trouvé écoute et aide. Quand j'ai rencontré le Pr M., j'ai eu le sentiment qu'il comprenait ce que j'avais et prenait mon cas en considération. C'est à ma demande que j'ai pu être dirigée dans un centre de référence. J'avais du mal à supporter la nutrition parentérale. Lorsque je voulais bouger avec la perfusion, je devais mettre la pompe qui sert à perfuser et la poche nutritive dans un sac à dos. J'allais travailler avec cet appareillage et c'était particulièrement lourd. J'avais l'impression d'être bloquée par les perfusions, de ne plus pouvoir agir comme je le souhaitais. Nous avons tout de même réussi à partir en vacances. Notre vie aujourd'hui est régie en fonction de « comment va mon grêle ». Si dès le début de la journée, j'ai beaucoup de selles, je ne prévois rien pour la matinée. Pas de sortie par exemple. Ma vie au quotidien, ma vie sociale s'est adaptée à la maladie. Le constat 10 ans après, malgré toutes les séquelles, est que ça ne va tout de même pas mal.

Un message pour une personne qui entre dans la maladie ?

Au début, on a l'impression que c'est la catastrophe. Il faut faire son deuil. Le deuil d'un intestin qui va bien et d'un transit normal. C'est assez long, mais malgré tout, avec le temps et les traitements, on arrive à avoir une vie quasi normale… même si je rêve d'une greffe pour que mon intestin fonctionne normalement.

5

L'importance d'une bonne diététique

L'ALIMENTATION SANTÉ

Se nourrir n'est pas seulement un acte vital, c'est aussi un acte social fondamental, un moyen de s'exprimer, un langage. Le choix des aliments, la manière de les manger sont réglés par des codes qui évoluent en fonction des époques, des civilisations, obéissant aussi à la satisfaction de notions telles que le plaisir : l'apprentissage du goût et des aptitudes sensorielles est ainsi au cœur de la problématique alimentation santé.

De la frugalité de la chasse de nos ancêtres à l'augmentation mondiale de la ration calorique

L'histoire de l'alimentation est liée aux modes de vie et aux progrès technologiques initiés par l'homme. L'homme sait trouver des aliments en quantité et en variété suffisantes pour se nourrir et se reproduire, dans des environnements et des conditions de vie extrêmement variables et parfois difficiles. L'alimentation frugale des hommes préhistoriques provenait de façon souvent irrégulière de la chasse et de la pêche. Nos lointains ancêtres de la période paléolithique étaient quant à eux contraints de fournir des efforts physiques importants pour se nourrir par la chasse et la cueillette. Leur alimentation, à base de viande maigre de gibiers, de poissons et de végétaux, était pauvre en sodium, en glucides ainsi qu'en graisses (en particulier en graisses saturées), mais riche en protéines, en calcium, en fibres et en vitamine C. La sédentarisation a radicalement changé cette alimentation, grâce à l'apport des cultures céréalières et à l'élevage d'animaux gras. Au Moyen Âge, les Français consommaient des fruits et des produits de saison issus de l'agriculture, du jardinage (poireaux, choux et fèves) et beaucoup de céréales. Le pain est devenu l'aliment de base. À la suite des grandes explorations des XVIe et XVIIe siècles, l'alimentation s'enrichit de nouvelles boissons, comme le chocolat venu du Mexique, le café de l'Empire turc, et le thé en provenance de Chine. Au XIXe siècle, apparaissent la pomme de terre et le sucre. Un siècle plus tard, le petit déjeuner repose sur les céréales, le pain, le lait, le café, la chicorée, le thé, les viennoiseries ou encore les biscottes... La consommation de lait diminue, remplacée par des laitages variés. Le repas du midi comprend bien souvent une soupe, une viande en sauce, des légumes secs – les légumes verts et les fruits étant consommés selon la saison –, les pâtisseries sont souvent faites à la maison et sont plutôt rares, réservées aux fêtes. Le repas du midi est pris de plus en plus fréquemment en restauration collective. Pour le repas familial du soir, la soupe a pratiquement disparu, remplacée par des entrées variées : crudités ou charcuterie. On constate progressivement une plus grande consommation de viande et de légumes verts, et ce toute l'année grâce aux différentes techniques de conservation. Les desserts peuvent être présents à tous les repas, sous forme de fruits et/ou de sucreries.

Au cours des cent dernières années, la majorité des pays industrialisés a modifié de manière assez rapide ses habitudes alimentaires, sous l'influence de différents facteurs tels que le mode de vie, les techniques agroalimentaires, la publicité ou les allégations santé diverses. Les allégations nutritionnelles affirment ou suggèrent qu'un aliment possède des propriétés nutritionnelles bénéfiques. Il s'agit par exemple d'aliments pour lesquels une mention est apposée, comme « faible teneur en graisse » ou « riche en fibres ». Même si ces changements sont loin d'être uniformes, on peut cependant noter des similitudes. On relève notamment tout au long du siècle dernier une augmentation de la ration calorique globale, une diminution de la fraction calorique glucidique et une modification de la qualité des glucides au profit de sucres raffinés, un accroissement de la consommation de lipides (plus particulièrement de lipides d'origine animale) et enfin, une nette élévation de la quantité annuelle de protéines ingérées.

Ainsi, au siècle de la mondialisation, les régimes alimentaires s'uniformisent progressivement sur toute la planète : avec la rapidité des échanges, les problématiques locales deviennent internationales. L'évolution de l'alimentation est d'ailleurs souvent stéréotypée : lorsque le niveau de vie d'une civilisation augmente, elle commence toujours par manger plus que ce qu'elle consommait naturellement, puis elle évolue vers des produits d'origine animale.

L'évolution bénéfique de l'alimentation dite « moderne »

Avec le temps, malgré des famines fréquentes, parfois terriblement meurtrières, l'amélioration des conditions de vie et de l'alimentation a permis une augmentation considérable de la durée de vie, constatée dans les pays industrialisés. Chacun s'accorde à reconnaître l'impact positif d'une meilleure alimentation sur le développement physique des jeunes, notamment dans la première partie du XXe siècle. Un recensement des études consacrées à la relation entre la croissance des individus et leur alimentation dans les sociétés industrielles suggère que c'est surtout la qualité de l'alimentation qui influence la croissance. Par exemple, les progrès réalisés dans la conservation des aliments permettent une qualité nutritive homogène durant toute l'année. Si l'on connaissait dans le passé d'importantes fluctuations saisonnières de croissance, elles ne sont actuellement pratiquement plus visibles, grâce à la constance dans l'apport vitaminique. Plusieurs nutriments sont invoqués pour tenter d'expliquer l'évolution séculaire des dimensions corporelles. Par exemple, on sait que les minéraux tels que le calcium et le phosphore jouent un rôle essentiel dans les processus de croissance : une carence en calcium limite la croissance osseuse et donc l'élongation des os. Dès lors, la consommation accrue de produits laitiers ne peut que limiter ce risque et agir de façon positive sur la croissance.

Les risques de l'alimentation dite « moderne »

Depuis quelques années, le thème de la sécurité alimentaire est incontestablement devenu porteur, sans doute parce qu'il touche à une symbolique forte, selon le sociologue Claude Fischler. La prise en compte de ce thème par l'opinion publique est liée d'abord à des éléments objectifs, avec l'identification de nouveaux risques tels que celui de l'encéphalopathie spongiforme, mais également à une perception nouvelle du risque. En effet, l'augmentation générale du niveau de sécurité dans tous les domaines de notre vie courante exacerbe notre perception globale des risques, aussi bien nouveaux que résiduels.

Les dangers, au sens de tout ce qui peut nuire à la santé de l'homme, sont omniprésents dans nos aliments mais l'amélioration des techniques de conservation et de transformation nous protège de nombreux accidents. La connaissance sans cesse améliorée des liens entre les composants, naturels ou non, de notre alimentation et tous les aspects de la santé, comme les performances actuelles des moyens analytiques, conduisent cependant à une perception accrue des risques sanitaires.

Si les modifications en terme d'habitudes alimentaires font partie intégrante de notre évolution, l'impact peut être négatif et associé à l'apparition de pathologies. Longtemps, les problèmes de santé liés à l'alimentation étaient des problèmes de survie ; ils sont devenus des problèmes de carence en certains nutriments. Actuellement, ils sont liés à des problèmes de suralimentation par rapport aux efforts de la vie quotidienne, à de mauvais équilibres entre les différents groupes d'aliments mis en abondance à la disposition de la population, et, plus récemment, au problème du délicat dosage de tel ou tel nutriment, présenté comme facteur de longévité ou de bien-être physique et psychique.

L'apparition de maladies chroniques (maladies cardiovasculaires, cancers, ostéoporose...), devenues plus fréquentes avec l'augmentation de la durée et du niveau de vie dans nos pays occidentaux, compromet en même temps fréquemment la durée et la qualité de la vie, sans compter les coûts considérables de santé publique. Ces pathologies multifactorielles, avec une composante héréditaire souvent importante et une autre partie liée à l'environnement (dont l'alimentation, le niveau d'activité physique), sont partiellement, voire totalement imputables à l'alimentation. Cela est flagrant pour l'obésité et le diabète de type 2, sans parler des cancers: presque un tiers seraient liés à des habitudes nutritionnelles. Notons que ces pathologies liées à l'alimentation se retrouvent sur toute la planète, dans les pays qui connaissent des transitions nutritionnelles.

Ainsi, l'augmentation de la consommation de calories mais aussi la qualité des calories, accompagnée d'une réduction des activités physiques peut conduire à un déséquilibre de la balance énergétique et faire apparaître des problèmes d'obésité, eux-mêmes associés à un risque accru de complications, comme des problèmes articulaires, respiratoires, cardiaques, etc. L'augmentation du nombre de personnes obèses, parfois défini comme « épidémie », constitue aujourd'hui un problème majeur de santé publique dans nos sociétés modernes. Les dyslipidémies, qui correspondent à un taux anormal de graisses dans le sang (par exemple l'hypercholestérolémie), et le diabète ont des conséquences directes sur la pathologie cardiovasculaire au sens large (infarctus du myocarde, hypertension artérielle, accidents vasculaires cérébraux…) et représentent la première cause de mortalité en France.

L'alimentation de type occidental mise en cause

Outre les causes spécifiquement liées à la sécurité sanitaire des aliments, la relation entre l'alimentation et l'apparition de maladies chroniques serait sous-tendue par certaines caractéristiques de notre alimentation comme :

- La charge glycémique.
- La composition en macronutriments, excès de lipides et nature des lipides.
- La densité en micronutriments. Une faible consommation de fruits, de légumes, de céréales non raffinées et de produits de la mer entraîne des carences de vitamines et de minéraux.

- La balance acido-basique. Le régime de type « américain » conduit à une discrète augmentation de l'acidité du sang. Cette acidose chronique, facteur potentiel d'aggravation de maladies, pourrait être évitée par une simple majoration de l'apport en fruits et en légumes frais.

- Un faible apport de potassium, associé à un excès de sodium. Le potassium joue en effet un rôle majeur dans l'organisme et participe notamment au fonctionnement normal musculaire et neurologique et au maintien d'une pression artérielle normale. Il semble qu'aux États-Unis la consommation soit sensiblement inférieure au niveau recommandé, du fait d'une consommation insuffisante en légumes et en fruits. Le sodium est un nutriment présent dans le sel de table et bien d'autres aliments. Il est indispensable au bon fonctionnement de l'organisme, mais en excès, il peut provoquer de l'hypertension artérielle et donc favoriser des maladies cardiaques et rénales. La consommation de type occidental est trop riche en sodium. Les aliments transformés en contiennent souvent beaucoup.

- Un faible contenu en fibres. Un régime alimentaire de type occidental apporte une moyenne de 15 g de fibres quotidiennement, alors que les apports recommandés sont de 25 à 30 g.

Cette alimentation « de type occidental » s'est mise en place depuis le XIXe siècle. Or, le génome du genre *Homo sapiens* résulte d'une évolution et d'une adaptation à des régimes très différents. L'inadaptation de notre génome à la récente modification des comportements alimentaires expliquerait aussi, en partie, l'essor des maladies chroniques dans les sociétés occidentales.

Nutrition, recherche et médecine

Depuis les années 1960, la recherche et les médecins cliniciens s'intéressent aux relations entre l'alimentation et les maladies métaboliques. Je vais prendre comme exemple les études concernant les relations possibles entre la nutrition et le cancer.

Dans les années 1970, la recherche dans ce domaine avait comme principal objectif d'identifier les aliments (ou les composants des aliments) pouvant avoir un effet cancérogène. Grâce à la multiplication des registres du cancer, le recueil d'information sur une population générale (et non plus seulement sur des sujets hospitalisés) a permis d'obtenir des données fiables sur l'incidence des cancers spécifiques sur l'ensemble de la population. Ces données ont confirmé l'extrême variation de l'incidence des cancers à travers le monde et ont montré que ces variations pouvaient être expliquées par des fluctuations des facteurs d'exposition. À partir de ces observations, de nouvelles hypothèses ont été formulées, considérant que l'apparition de certains cancers pouvait être déterminée par des facteurs comme l'alimentation, l'anthropométrie ou des facteurs métaboliques ou hormonaux.

En 1997, le Fonds mondial de recherche sur le cancer (FMRC) et l'Institut américain pour la recherche sur le cancer (AICR) ont publié un remarquable rapport d'expert : « Alimentation, nutrition et prévention des cancers, une perspective globale ». En 2001, le FMRC et l'AICR se sont fixés pour objectif l'analyse systématique de l'ensemble des preuves concernant l'alimentation, la nutrition, l'activité physique et le cancer. Ainsi, un nouveau rapport d'experts publié en novembre 2007, piloté par un panel de scientifiques de renommée mondiale, a permis d'établir des recommandations individuelles et collectives et repose sur les meilleures preuves disponibles actuellement (pour plus d'informations :

http://www.dietandcancerreport.org). Il regroupe des études pertinentes publiées jusqu'à la fin 2006 qui ont permis de valider certaines hypothèses et/ou de démentir certaines idées reçues dans le domaine de la cancérologie. Néanmoins, tous ces travaux restent complexes, car les facteurs de confusion sont multiples, ceci dû aux nombreux ingrédients constituant l'alimentation et les modifications induites par les différents modes de préparation et transformation.

La méthode suivie pour l'élaboration des recommandations a consisté à classer les informations apportées par les études analysées selon un niveau de preuve. Les critères qui permettent de juger le degré de validité des preuves concernant les liens entre nutrition et cancer sont à la fois qualitatifs et quantitatifs. L'homogénéité des résultats provenant d'études en nombre suffisant et ayant utilisé une méthodologie adaptée, représente un argument majeur pour estimer une association entre facteurs alimentaires et cancers. La complémentarité et les approches expérimentales des données cliniques et épidémiologiques (au niveau de population) renforcent la conviction qu'il y a bien un lien entre le facteur d'expulsion alimentaire (par exemple, l'effet de l'éviction d'un aliment) et le risque de cancer. Plus de 750 publications ont ainsi été analysées.

En parallèle à ces grandes études épidémiologiques allant des études écologiques aux essais de prévention, les travaux expérimentaux restent indispensables pour tenter de mieux comprendre les mécanismes au niveau cellulaire ou moléculaire. Les résultats de ces travaux seront la base scientifique d'une démarche de prévention nutritionnelle dont l'urgence est aujourd'hui reconnue.

En effet, on sait que si l'alimentation est source de bien-être, elle intervient aussi comme un facteur pouvant être vecteur de pathologies chez l'homme. Or, notre tube digestif est celui qui est le plus en contact avec ces aliments. Si la « nutrition » peut avoir un rôle déterminant dans de très nombreuses maladies, j'ai choisi, dans ce chapitre, de traiter essentiellement du cancer.

L'ALIMENTATION ET LES CANCERS

Dans ce livre centré sur l'intestin, il était difficile de ne pas parler de cancer. En effet, le cancer est devenu une des premières causes de mortalité dans les pays développés et le cancer du côlon est un cancer très fréquent. Mais bien au-delà de ces constatations ou chiffres qui peuvent donner le vertige, la recherche a permis de progresser sur la reconnaissance de certains facteurs favorisant ou aggravant ces maladies.

Si nous ne pouvons pas agir sur tous ces facteurs, en particulier génétiques, d'autres sont liés à notre « hygiène de vie » et sont donc parfaitement accessibles. Vous allez comprendre pourquoi tous les « messages santé » que nous entendons sans forcément y adhérer, ne sont pas des messages publicitaires mais bien des actions de santé publique. Le mot cancer n'est aujourd'hui plus tabou, et nous sommes tous, un jour ou l'autre, dans notre propre corps ou par notre entourage proche, confrontés à cette maladie. Pouvoir en parler ne suffit plus, nous pouvons aussi agir pour le prévenir et améliorer sa prise en charge.

Des chiffres alarmants

En France, en 2004, étaient répertoriés 750 décès pour 100 000 habitants. En 2006, l'espérance de vie était de 77,2 ans pour les hommes et de 84,2 ans pour les femmes.

Le cancer constitue en France, comme dans la plupart des pays développés, un problème majeur de santé publique. En 2008, les cancers étaient encore la première source de mortalité

(29,6 %), devant les maladies de l'appareil cardio-vasculaire (27,5 %), les accidents (4,6 %), la maladie d'Alzheimer (3,2 %), le diabète (2,2 %), le suicide (1,9 %), les démences (1,8 %) et les maladies chroniques du foie (1,7 %).

Des résultats récents ont fait l'objet d'un communiqué de presse le 11 juillet 2013 (http://www.invs.sante.fr/) et rapportent l'évolution de l'incidence (le nombre de nouveaux cas de cancer) et de la mortalité par cancer (nombre de décès par cancer) en France entre 1980 et 2012. Pour cela, les données issues de différents registres des cancers ont été exploitées par le service de biostatistique des Hospices civils de Lyon (HCL), l'Institut de veille sanitaire (InVS) et l'Institut national du cancer (INCa).

En 2012, le nombre de nouveaux cas de cancers en France métropolitaine était estimé à 355 000 (200 000 chez l'homme et 155 000 chez la femme). Les cancers varient selon le sexe. Ainsi, chez l'homme, le cancer le plus fréquent reste le cancer de la prostate (56 800 nouveaux cas par an), devant le cancer du poumon (28 200 nouveaux cas) et le cancer colorectal (23 200 nouveaux cas). Chez la femme, le cancer le plus fréquent reste le cancer du sein (48 800 nouveaux cas par an), devant le cancer colorectal (18 900 nouveaux cas) et le cancer du poumon (11 300 nouveaux cas).

La mortalité liée au cancer en 2012 en France est estimée à 85 000 chez l'homme et à 63 000 chez la femme. Les principales causes de décès par cancer chez l'homme sont le cancer du poumon (21 300 décès par an), devant le cancer colorectal (9 200 décès) et le cancer de la prostate (8 900 décès). Chez la femme, le cancer du sein reste la première cause de décès par cancer (11 886 décès par an). On note cependant un changement notable chez la femme, avec comme deuxième cause de décès par cancer, le cancer du poumon (8 700 décès par an), devant le cancer colorectal (8 400 décès).

Ces chiffres peuvent paraître effrayants, voire donner le vertige. Le nombre de nouveaux cas de cancers a en effet considérablement augmenté entre 1980 et 2012, chez l'homme comme chez la femme. Cette augmentation s'explique en grande partie par l'accroissement de la population, qui, mécaniquement, multiplie le nombre de cas, mais aussi par son vieillissement. En effet, une grande partie des cas surviennent chez les sujets âgés. Une autre raison de l'augmentation du nombre de cas est l'augmentation de diagnostics précoces, avec notamment des programmes de dépistages probablement plus efficaces. Concernant la mortalité, entre 1980 et 2012, le nombre de décès par cancer a augmenté de 11 % chez l'homme et de 20,3 % chez la femme. On remarque donc que le nombre de décès n'a pas augmenté de la même manière que le nombre de cancers, il y a donc une diminution du risque de décès, lorsque l'on considère les cancers dans leur globalité.

Les auteurs de ce travail concluent que sur la période 1980-2012, il existe une divergence entre l'évolution de l'incidence et celle de la mortalité par cancer. Cette différence s'explique probablement par l'effet combiné de la diminution de l'incidence des cancers de mauvais pronostic (par exemple les cancers de l'œsophage, de l'estomac) et l'augmentation de l'incidence des cancers de meilleur pronostic. Cette augmentation est liée, en partie, à des modifications des pratiques médicales qui entraînent des diagnostics plus précoces (comme les dépistages importants des cancers du sein par mammographies systématiques et celui de la prostate par une prise de sang).

Mais au sein de ces nombreux chiffres, certains doivent nous alerter, comme l'importance prise actuellement par le cancer du poumon chez la femme et l'augmentation de l'incidence du mélanome cutané (cancer de la peau). Pourtant, les facteurs de risque sont largement connus de tous (tabac pour le cancer du poumon et exposition aux ultraviolets naturels ou artificiels pour le mélanome) !

Ce que l'on peut dire aujourd'hui

Si l'influence de la nutrition et de l'alimentation, dans le déterminisme de pathologies, a d'abord été montrée essentiellement dans le domaine des maladies cardiovasculaires, des études récentes ont permis de valider certaines hypothèses et/ou de démentir certaines idées reçues, dans le domaine de la cancérologie.

Il existe un rapport d'experts publié en 2007 (WCRF/AICR, *Food, nutrition, physical activity, and the prevention of cancer : a global perspective*, Washington DC, AICR, 2007) reprenant une large littérature tentant d'établir des recommandations pratiques. Il est disponible sur le site www.dietandcancerreport.org.

Les connaissances progressent et des consensus se dégagent avec des relations plus ou moins fortes entre l'augmentation ou la diminution du risque relatif du cancer colorectal avec certains aliments mais aussi dans d'autres cancers : sein, estomac, pancréas, ORL, prostate…

En parallèle à ces grandes études épidémiologiques allant des études écologiques aux essais de prévention, les travaux expérimentaux restent indispensables pour tenter de mieux comprendre les mécanismes au niveau cellulaire ou moléculaire.

Depuis près de 40 ans, de nombreuses études de recherche fondamentale, clinique et épidémiologique ont été menées afin d'identifier et de préciser le rôle des facteurs nutritionnels dans le développement des différents cancers. Elles ont permis de mettre en évidence, avec des degrés de certitude variables, le rôle des facteurs nutritionnels en tant que facteurs de risque, ou au contraire de protection.

Des recommandations au niveau international ont ainsi pu être proposées. L'adaptation de ces recommandations dans le cadre de la prévention des cancers en France a fait l'objet d'un travail d'expertise en 2008 à la demande de la Direction générale de la santé (DGS), dans le cadre du PNNS, sous la coordination de l'Institut national du cancer (INCa), avec l'appui scientifique du réseau Nacre (National alimentation cancer recherche) et en partenariat avec l'Agence française de sécurité sanitaire des aliments (Afssa, actuelle Agence nationale de sécurité sanitaire de l'alimentation, de l'environnement et du travail [Anses]), l'Institut national de prévention et d'éducation pour la santé (Inpes) et l'Institut de veille sanitaire (InVS). Cette adaptation a pris en compte les données françaises concernant l'exposition et les fractions des cancers et des décès par cancers attribuables aux différents facteurs nutritionnels.

Voici les recommandations délivrées par le réseau Nacre, un ensemble de laboratoires de recherche publique engagés dans le domaine « nutrition et cancer », créé en 2000.

Les objectifs à atteindre dans le domaine de la prévention nutritionnelle des cancers

- Réduire la consommation des boissons alcoolisées.
- Réduire la prévalence du surpoids et de l'obésité.
- Favoriser et promouvoir une alimentation équilibrée et diversifiée en évitant de recourir à des compléments alimentaires.
- Favoriser et promouvoir la pratique d'une activité physique.

L'activité physique

Comment définir l'activité physique ? L'activité physique se définit par tout mouvement corporel produit par la contraction des muscles entraînant une augmentation de la dépense d'énergie supérieure à celle de la dépense de repos. Elle peut être, avec l'alimentation, considérée comme une composante de la nutrition. En fait, la nutrition est l'équilibre entre les apports liés à l'alimentation et les dépenses liées à l'activité physique.

L'activité physique n'est donc pas uniquement la pratique sportive (de loisir ou de compétition). Elle comprend tous les mouvements effectués dans la vie quotidienne (marche, jardinage, activités ménagères, bricolage, travail de force, etc.).

Les mécanismes impliqués semblent multiples et probablement pas totalement connus. Il seraient, en partie, liés aux effets sur le poids et la graisse abdominale avec une diminution de certaines hormones et facteurs de croissance.

En pratique, voici quelques recommandations

- Limiter les activités sédentaires (ordinateur, télévision…).
- Chez l'adulte, pratiquer au moins 5 jours par semaine au moins 30 minutes d'activité physique d'intensité modérée comparable à la marche rapide ; ou pratiquer 3 jours par semaine 20 minutes d'activité physique d'intensité élevée comparable au jogging.
- Chez l'enfant et l'adolescent, pratiquer un minimum de 60 minutes par jour d'activité physique d'intensité modérée à élevée, sous forme de jeux, d'activités de la vie quotidienne ou de sport.

Les fruits et les légumes

- Consommer chaque jour au moins 5 fruits et légumes variés (quelle que soit la forme : crus, cuits, frais, en conserve ou surgelés) pour atteindre au minimum 400 g par jour.
- Consommer aussi chaque jour des aliments contenant des fibres tels que les aliments céréaliers peu transformés et les légumes secs.

L'allaitement

- Pour le bénéfice de la mère et de l'enfant, allaiter son enfant si possible de façon exclusive et idéalement jusqu'à l'âge de 6 mois.

Les boissons alcoolisées

- La consommation d'alcool est déconseillée, quel que soit le type de boisson alcoolisée (vin, bière, spiritueux…).
- Ne pas inciter les personnes abstinentes à une consommation d'alcool régulière, même modérée, car toute consommation d'alcool régulière est à risque.
- En cas de consommation d'alcool, afin de réduire le risque de cancers, limiter la consommation autant que possible, tant en termes de quantités consommées que de fréquence de consommation.
- En cas de difficulté, envisager un accompagnement et éventuellement une prise en charge.
- Les enfants et les femmes enceintes ne doivent pas consommer de boissons alcoolisées.

Le surpoids et l'obésité

- Maintenir un poids normal (IMC entre 18,5 et 25 kg/m^2).
- Pour prévenir le surpoids et l'obésité :
  - pratiquer régulièrement de l'activité physique (voir plus haut) et limiter les activités sédentaires (ordinateur, télévision…) ;
  - consommer peu d'aliments à forte densité énergétique et privilégier les aliments à faible densité énergétique tels que les fruits et légumes.
- Surveiller le poids de façon régulière (une fois par mois).
- Pour les sujets présentant un surpoids (IMC > 25 kg/m^2), une obésité (IMC > 30 kg/m^2) ou une prise de poids rapide et importante à l'âge adulte, un accompagnement et éventuellement une prise en charge sont à envisager.

Les viandes rouges et les charcuteries

- Limiter la consommation de viandes rouges à moins de 500 g par semaine. Pour compléter les apports en protéines, il est conseillé d'alterner avec des viandes blanches, du poisson, des œufs et des légumineuses.
- Limiter la consommation de charcuteries, en particulier celle des charcuteries très grasses et/ou très salées.
- En cas de consommation de charcuteries, afin de diminuer le risque de cancers, réduire autant que possible la taille des portions et la fréquence de consommation.

Le sel et les aliments salés

- Limiter la consommation de sel en réduisant la consommation d'aliments transformés salés (charcuteries, fromages…) et l'ajout de sel pendant la cuisson ou dans l'assiette.

Les compléments alimentaires à base de bêta-carotène

- Ne pas consommer de compléments alimentaires à base de bêta-carotène.
- Sauf cas particuliers de déficiences et sous le contrôle d'un médecin, la consommation de compléments alimentaires n'est pas recommandée. Il est conseillé de satisfaire les besoins nutritionnels par une alimentation équilibrée et diversifiée sans recourir aux compléments alimentaires.

Qu'est-ce qu'une alimentation équilibrée et diversifiée ?

Une alimentation diversifiée comprend la consommation au quotidien d'aliments appartenant à différentes catégories, comme les produits céréaliers, les fruits, les légumes, les produits laitiers, la viande, les poissons, les œufs. Dans notre alimentation, l'absence ou la faible diversité est fréquemment liée à une consommation insuffisante, voire absente de fruits et de légumes.

La variété alimentaire correspond à la consommation d'aliments différents au sein d'une même catégorie. Ainsi, une alimentation diversifiée et variée permettra au mieux de couvrir l'ensemble des besoins nutritionnels. En effet, il n'est pas logique de restreindre son alimentation en fruits à la seule consommation de myrtilles, sous prétexte, par exemple, de la lecture d'un article démontrant son intérêt probable du fait de son haut pouvoir antioxydant. Nous avons probablement un intérêt majeur à varier, au sein d'une même catégorie, le type d'aliments pour avoir un impact positif sur la santé de manière plus globale.

Petit test : quand avez-vous mangé pour la dernière fois des légumes ? Et parmi les légumes, quand avez-vous mangé pour la dernière fois des crucifères (choux, brocoli...) ? Il y a une semaine, un mois, un an... ? Chacun des aliments pris de manière individuelle peut avoir un rôle positif sur telle ou telle maladie. La clé réside donc dans la diversité et aussi dans la variété au sein même d'un groupe d'aliments !

Le cas, complexe, du poisson

Nous savons que, dans la population française, l'apport en acides gras de type oméga-3 est insuffisant. Nous avons tous entendu parler, un jour ou l'autre, des bienfaits des oméga-3 en matière de santé, notamment de prévention cardio-vasculaire mais aussi neurologique. Les recommandations au cours des dix dernières années étaient d'augmenter l'apport d'oméga-3 en consommant par exemple, de manière régulière, du poisson qui en est souvent riche. Certains poissons en contiennent plus que d'autres, comme les sardines, les harengs. Mais en pratique, les teneurs sont variables selon les conditions, les lieux d'élevage, et nous savons aujourd'hui que certains poissons présentent des risques pour la santé, car ils sont contaminés par des polluants organiques. Ainsi, on peut y retrouver du mercure et des toxiques comme les PCB. Ces deux toxiques proviennent des activités humaines et s'accumulent dans la chair des poissons, surtout chez les espèces se situant en haut de la chaîne alimentaire (des gros poissons comme l'espadon, le thon).

Alors, que faire ? Là encore, le bon sens doit primer. Il existe un bénéfice certain à consommer régulièrement du poisson ; il faut donc en varier les types.

Un mot sur les recommandations « santé » du PNNS

Nous avons vu, au cours de ce chapitre, les principales recommandations en termes d'alimentation et de prévention du cancer. Mais comment intégrer ces recommandations ? Y a-t-il des différences ? Quel est l'objectif de ce programme ? Et comment intégrer l'ensemble sans y perdre son latin culinaire ?

Pour rappel, il s'agit du Programme national nutrition santé (PNNS), lancé en 2001 dans le but d'« améliorer l'état de santé de la population en agissant sur l'un de ses déterminants majeurs : la nutrition ». Pour le PNNS, le cadre est donc bien plus large que la thématique cancer avec des objectifs nutritionnels de santé publique qui ont fixés par le Haut Conseil de la santé publique (HCSP). Les objectifs ont été regroupés selon 4 axes :

1. Réduire l'obésité et le surpoids dans la population.
2. Augmenter l'activité physique et diminuer la sédentarité à tous les âges.
3. Améliorer les pratiques alimentaires et les apports nutritionnels, notamment chez les populations à risque :
   - augmenter la consommation de fruits et légumes ;
   - réduire la consommation de sel ;
   - augmenter les apports en calcium dans les groupes à risque ;
   - lutter contre la carence en fer chez les femmes en situation de pauvreté ;
   - améliorer le statut en folates des femmes en âge de procréer ;
   - promouvoir l'allaitement maternel.

4. Réduire la prévalence des pathologies nutritionnelles (dénutrition, troubles du comportement alimentaire.

Le programme se poursuit avec un plan d'action 2011-2015. Le but est de poursuivre sur les mêmes axes, mais en tentant d'atteindre toutes les populations et de lutter contre les inégalités sociales de santé : avoir l'information ne suffit pas toujours, il faut en pratique pouvoir appliquer au quotidien les recommandations.

Ces objectifs peuvent nous sembler éloignés de notre sujet, ici, le cancer. Mais la réalité est tout autre. Ces objectifs s'intègrent parfaitement dans notre propos. En effet, l'activité physique est un élément essentiel comme facteur protecteur de l'apparition du cancer. La lutte contre le surpoids et l'obésité joue un rôle majeur puisqu'il s'agit d'un des facteurs de risque retrouvé dans de nombreux cancers aujourd'hui. Nous avons vu l'importance de la consommation variée et diversifiée, notamment avec l'apport de fruits et légumes.

De plus, ce programme a une fonction pédagogique évidente. Nos enfants deviennent les acteurs de leur propre santé de demain. Lutter contre la sédentarité de l'adolescent, l'obésité de l'enfant, et pour la consommation de fameux « 5 fruits et légumes », deviennent bien plus que des messages publicitaires mais bien une véritable cause à défendre en termes de santé publique.

« 5 fruits et légumes par jour »

En fait, il s'agit de 5 portions de fruits et/ou de légumes, par exemple 3 portions de fruits et 2 de légumes, 4 de légumes et 1 de fruits… tout en tentant d'en diversifier les variétés. Par leur richesse en vitamines, en minéraux, en fibres, les fruits et légumes ont un rôle protecteur dans la prévention de maladies apparaissant à l'âge adulte, comme les cancers, mais aussi les maladies cardio-vasculaires, le diabète, l'obésité…

Une portion équivaut environ à 100 g (la taille d'un poing ou de 2 cuillerées à soupe) ; par exemple 1 tomate, 1 poignée de haricots verts, 1 bol de soupe, 1 pomme, 4 à 5 fraises, 1 pêche, 1 banane… Ils peuvent être crus ou cuits, mixés, sous forme de jus – mais attention aux jus vendus dans le commerce, qui ne sont pas toujours élaborés à partir de fruits pressés et peuvent contenir des sucres ajoutés.

Exemple pratique sur une journée :

- au petit déjeuner : 1 jus d'orange fraîchement pressé ;
- dans la matinée, une collation : 4 à 5 fraises ;
- au déjeuner : 1 portion de crudité (tomates, endives, concombre, etc.) ;
- dans l'après-midi, une collation : une compote ;
- au dîner : une soupe et un fruit frais.

Il est donc possible et facile de répartir les fruits et légumes ; évidemment, chaque individu a des besoins alimentaires qui dépendent de son sexe, de sa corpulence, de son activité physique, de son âge…

Il est aussi recommandé d'avoir une bonne répartition des macronutriments :

- soit 50 à 55 % de l'énergie sous forme de glucides, soit environ 250 à 300 g par jour pour un adulte, dont 1/5e sous forme de sucres rapides (sucre) et le reste sous forme de sucres complexes (amidon) ;
- 10 à 15 % sous forme de protéines, soit environ 60 à 80 g par jour pour un adulte ;
- 30 à 35 % sous forme de lipides, soit environ 70 à 100 g par jour pour un adulte, avec une répartition entre les

acides gras saturés (25 %), mono-insaturés (50 %) et polyinsaturés (25 %).

Pour plus d'informations

Second Expert Report: Food, Nutrition, Physical Activity and the Prevention of Cancer: a Global Perspective (http://www.dietandcancerreport.org).
Alimentation, nutrition et cancer. Vérités, hypothèses et idées fausses (http://www.inra.fr/reseau-nacre/).

EN RÉSUMÉ

En mangeant des aliments différents, nous favorisons la diversification alimentaire et donc une meilleure couverture des besoins nutritionnels.
Au sein d'un même groupe d'aliments, une alimentation variée est la clé d'une action pour notre santé. L'activité physique régulière doit faire partie intégrante de notre mode de vie.

En conclusion

Les recommandations en termes de prévention pour le cancer existent, mais une plus large diffusion semble indispensable et l'éducation doit débuter dans nos écoles. Apprendre à nos enfants à s'alimenter correctement, à bouger suffisamment est une priorité. Nous devons également vivre avec notre temps, et apprendre à concilier les messages de santé publique avec nos vies et nos goûts, et surtout ceux de nos enfants. Le poids de l'industrie agroalimentaire est majeur (cela explique le message « aussi percutant » que « mangez équilibré, bougez »), mais que dire des enjeux financiers de l'industrie agroalimentaire, qui sont colossaux… La bataille pourrait sembler perdue d'avance. À nous de réfléchir individuellement pour savoir comment utiliser à bon escient, au quotidien, les produits disponibles, tout en gardant la notion de plaisir, indissociable de l'alimentation. Dire aux enfants : « Il ne faut pas manger de bonbons, de charcuteries, pas trop de sel, mais il faut manger 5 fruits et légumes » est un premier message. L'application au quotidien devient parfois, voire souvent, problématique. Nous avons la chance, en France, d'avoir les meilleurs cuisiniers du monde. Là encore, une démarche logique, simple, peu coûteuse, déjà tentée par certains, est d'allier ces messages de santé à des personnes dont le métier est de créer des recettes. Quel parent n'a jamais rêvé, un soir, après une longue journée de travail, alors que l'heure du repas approche, d'avoir une recette simple, rapide et savoureuse qui permettrait de faire manger à son adolescent une assiette de légumes plutôt que 300 g de viande… Je me suis demandé comment un chef pouvait nous aider à traduire ces recommandations au quotidien. Isabel Gomez, formée au Ritz, a ainsi élaboré quelques recettes (à retrouver en fin d'ouvrage) à partir de ces recommandations générales, dans le but de nous montrer qu'il est possible de cuisiner simplement du « bon » qui fait « du bien » !

QUAND LE CANCER EST DÉCLARÉ

Si l'alimentation peut avoir un rôle protecteur ou délétère, qu'en est-il lorsque le cancer est là ? D'après les prévisions établies en 2008 par l'OMS, 1 personne sur 3 sera atteinte d'un cancer avant l'âge de 75 ans. Le cancer est une cause majeure de décès dans le monde, à l'origine de 7,6 millions de décès en 2008, soit environ 13 % de la mortalité mondiale. Cette maladie reste encore trop souvent considérée comme une malédiction, rendant le patient et son entourage démunis, perdus. Il n'existe pas actuellement de recommandations spécifiques en termes d'alimentation qui serait bénéfique ou délétère lorsque le cancer est installé. Cela ne veut pas dire que les recommandations globales, citées plus haut et bénéfiques pour la prévention, ne doivent pas être poursuivies. Elles s'appuient toujours sur des études scientifiques démontrant l'intérêt de tel ou tel paramètre (un médicament, une habitude de vie, etc.).

Comme pour toute maladie, devenir acteur est un gage d'amélioration de la qualité de vie. La première étape passe probablement par l'écoute : prendre le contrôle par la connaissance de la maladie, des symptômes et des traitements. Il est très souvent difficile pour un médecin de prédire, de manière individuelle, l'évolution du cancer ainsi que les chances de survie. Les médecins disposent de statistiques du cancer et des résultats de différents traitements, mais il s'agit de résultats sur un groupe de patients sélectionnés. Annoncer une survie à 5 ans en moyenne à 70 % ne veut rien dire pour une personne en particulier, car si elle fait partie de ceux qui sont en vie au-delà de 5 ans, elle est 100 % en vie ! Le médecin a néanmoins besoin de ces résultats pour proposer aux patients les traitements les plus efficaces à une situation donnée. Ceci explique aussi que les protocoles de traitement évoluent avec la maladie mais aussi l'état général du patient. Le parcours devient un combat à mener à plusieurs : le patient, l'entourage, l'équipe soignante doivent être acteurs et surtout partenaires.

Dans ce domaine, les pouvoirs publics et les industriels font des efforts considérables pour stimuler la recherche, prolixe, notamment pour les cancers les plus fréquents. Une partie importante

de cette recherche est centrée sur la thérapeutique médicamenteuse, dans le but de trouver de nouvelles molécules toujours plus efficaces avec le moins d'effets secondaires possibles.
Si nous ne pouvons donc ici écrire des recommandations diététiques précises permettant d'améliorer l'efficacité des traitements, le médecin qui prend en charge un patient avec cancer doit être attentif à différents points :

- le risque de survenue de dénutrition,
- le rôle positif de l'activité physique,
- le risque d'apparition de complications métaboliques lors de certains cancers.

La dénutrition, un enjeu de santé publique

La dénutrition se définit par des apports ou des stocks énergétiques ou protéiniques insuffisants pour répondre aux besoins métaboliques de l'organisme. Un apport alimentaire inapproprié ou insuffisant fait partie des nombreux mécanismes qui conduisent à l'installation de la dénutrition. L'augmentation des besoins métaboliques liée à une maladie ou à l'augmentation des pertes énergétiques par un tube digestif malade est un mécanisme qui peut également conduire à la dénutrition. Elle peut conduire à une dégradation de l'état général, s'accompagnant d'une maigreur importante due à une perte de graisses et surtout de muscles. Les conséquences de la dénutrition sont nombreuses : diminution des capacités fonctionnelles, de la qualité de vie des malades, mais aussi augmentation de complications diminuant la qualité de vie, retard de cicatrisation, augmentation des infections secondaires et bien évidemment de la mortalité. La nutrition est ainsi partie intégrante des fonctions vitales de l'organisme et la mise en œuvre d'une assistance nutritionnelle, quelles que soient ses modalités, est indispensable pour la compensation de la défaillance de cette fonction.

On dit qu'une personne est dénutrie lorsqu'il y a un déséquilibre prolongé entre les apports et les dépenses énergétiques. Une perte de poids supérieure à 5 % du poids habituel en 1 mois, ou supérieure à 10 % du poids habituel en 6 mois, est considérée comme importante et anormale. C'est surtout du muscle que l'on perd et l'on peut être dénutri même si on a une surcharge pondérale. La dénutrition est d'autant plus grave que le poids de départ est bas et que la perte de poids est rapide et importante.

Dans l'imaginaire collectif, la dénutrition est communément associée au cancer, comme si elle faisait partie intégrante de l'évolution des cancers. La dénutrition semble banale et n'est souvent pas considérée à sa juste valeur. Il est pourtant admis que des malades avec cancer décèdent des complications de la dénutrition elle-même. Pour un même cancer au même stade, un patient dénutri a un risque de mortalité plus important qu'un patient non dénutri. Ainsi, la dénutrition serait directement responsable du décès des patients atteints de cancers, dans 5 à 25 % des cas. De plus, la dénutrition limite la tolérance et l'efficacité des traitements. On comprend mieux l'importance de la prévention et de la prise en charge de la dénutrition, particulièrement en oncologie.

De très nombreuses études ont rapporté la fréquence de la dénutrition au cours de différents cancers. La prévalence globale de la dénutrition, tous cancers confondus, est très importante et de l'ordre de 40 %. Il n'y a pas eu d'amélioration de ces résultats au cours des trente dernières années. Le risque de dénutrition est encore plus élevé dans certains cancers, notamment ceux atteignant la sphère ORL ainsi que les cancers digestifs.

Au cours des dix dernières années, la prévalence du nombre de cancers a augmenté alors que la mortalité par cancer a diminué. En effet, les progrès thérapeutiques ont été majeurs. L'âge n'est plus considéré comme un frein à des traitements parfois lourds, même si le sujet âgé présente des spécificités métaboliques le rendant plus fragile à l'égard du risque de dénutrition. Par ailleurs, certains malades reçoivent une chimiothérapie au long cours qui, sans les guérir, permet une stabilisation prolongée de leur cancer. Dans certaines situations, le problème nutritionnel qui pouvait sembler anecdotique devient déterminant dans le suivi de ces patients, notamment en cours de traitements actifs.

Chez un malade atteint d'un cancer, la perte d'appétit est fréquemment au premier plan ; elle est favorisée par des troubles du goût, conséquences des traitements comme une chimiothérapie, mais aussi à une perte d'appétit liée au cancer lui-même. La dénutrition peut également être aggravée par les traitements comme la chirurgie, les effets secondaires d'une chimio, d'une radiothérapie mais aussi les hospitalisations répétées, un syndrome dépressif réactionnel, la douleur, etc.

Certains centres ont enfin compris que la prise en charge nutritionnelle doit faire partie de la prise en charge globale, au même titre que la radiothérapie, la chirurgie ou la prise en charge de la douleur. Néanmoins, elle reste encore trop fréquemment absente de la discussion ou arrive trop tardivement en cas de dénutrition extrême. Dans une enquête menée en France, moins de 50 % des malades qui affirmaient manger moins de la moitié de leur ration habituelle avaient reçu des conseils nutritionnels. Cela peut facilement être expliqué par le manque de diététiciens et de médecins formés à la prise en charge de la dénutrition dans les unités d'oncologie.

Comment agir ?

La Société francophone nutrition clinique et métabolisme (SFNEP) a mis en place, avec le soutien de la Haute Autorité de santé (HAS) et de l'Institut national du cancer (INCa), un groupe de travail qui doit élaborer des recommandations pour la prise en charge nutritionnelle des malades avec cancer. Ces recommandations sont très attendues et devraient permettre, prochainement, grâce à un consensus formalisé d'experts, de faire le point sur les évidences dans le domaine afin d'établir un document de référence. Mais il ne faudra pas s'arrêter là. Il est en effet indispensable de poursuivre la recherche dans ce domaine pour comprendre quelle est la meilleure stratégie thérapeutique à adopter pour un patient, en associant l'ensemble des acteurs. De plus en plus, lors des maladies complexes, sévères, l'approche multimodale semble plus efficace que la prise en charge centrée sur le bénéfice attendu d'un seul traitement. Ainsi, on pourrait par exemple associer à une prise en charge nutritionnelle une rééducation physique grâce à un travail coordonné avec des kinésithérapeutes, et pourquoi pas des coachs sportifs. Mais ce type de programme intéressant doit être mis en place de manière scientifique pour en évaluer l'intérêt et le bénéfice, aussi bien pour les patients qu'en termes d'enjeux économiques pour notre société.

En pratique

Un patient avec cancer doit avoir une évaluation de son état nutritionnel par des paramètres simples : l'évolution pondérale mais aussi la perte d'appétit avec une enquête des apports alimentaires réalisée par un diététicien. Cette évaluation doit être régulièrement réalisée. En effet, l'état nutritionnel peut se modifier très vite au cours du temps, du fait de la mise en place d'une chimiothérapie par exemple, ou de la nécessité d'une intervention chirurgicale lourde.

Il convient de faire appel au plus vite à des professionnels qui pourront évaluer les ingesta (apports alimentaires) et s'assurer de la couverture des besoins par l'alimentation orale seule. Si la dénutrition est installée, une prise en charge spécifique pourra être mise en place. En cas de risque de dénutrition, des conseils simples pourront être donnés. Les diététiciens sont de véritables soldats du quotidien qui tentent de mener de front cette guerre permanente contre la dénutrition.

Exemples de conseils pour prévenir la dénutrition

- Fractionner les repas, disposer d'en-cas et de collations de haute densité énergétique, manger ce qui fait envie, adapter les horaires des repas pour écourter le jeûne nocturne.
- Sauf en cas de prise de poids, consommer autant que possible des aliments caloriques et riches en protéines tels que les viandes, poissons, œufs et produits laitiers ; consommer des potages ou purées enrichis (sans excès) avec de la crème, du beurre, des œufs ou du fromage, et consommer des desserts enrichis avec du miel, du sucre ou de la confiture.
- Prendre des petits déjeuners plus copieux.
- Boire suffisamment.
- Prendre les repas dans une ambiance confortable et détendue, dans une pièce aérée.
- Soigner la présentation des aliments.
- Maintenir une activité physique.

Lorsque les apports sont insuffisants malgré les conseils donnés, ou lorsque la dénutrition est déjà installée, la première étape, lorsque l'alimentation par voie orale est possible, est la prescription de compléments nutritionnels oraux (CNO). En effet, les apports caloriques peuvent être augmentés par la prise de ces compléments. Attention, il s'agit d'une prescription médicale. Celle-ci ne doit pas être banalisée. En effet, la prescription de CNO ne dispense pas le médecin d'une réévaluation du patient. En l'absence d'explications, les patients risquent rapidement d'en arrêter leur consommation, ou au contraire de remplacer leur alimentation normale par ces compléments. Les CNO sont des aliments diététiques destinés à des fins médicales, fabriquées par des laboratoires de nutrition, qui apportent sous un faible volume des calories, des protéines, des vitamines et minéraux. Les CNO sont prêts à l'emploi et faciles à consommer : ils ont une texture liquide (potages, jus de fruits, boissons lactées...), semi-liquide (yaourt à boire) ou souple (crèmes, flans, gâteaux...). Ils sont disponibles en pharmacie et font donc l'objet d'une prescription médicale en vue d'un remboursement.

QUELQUES CONSEILS PRATIQUES POUR LA PRISE DES COMPLÉMENTS NUTRITIONELS ORAUX (CNO)

- **À prendre à distance des repas, soit 1 h 30 à 2 heures avant ou après.**
- **À prendre « en plus » des repas, et non « à la place ».**
- **À servir très frais pour les CNO sucrés.**
- **À servir chauds (possibilité de les faire chauffer sans bouillir) pour les CNO lactés chocolat et café.**

Comment faire lorsque l'alimentation par voie orale est devenue impossible ?

La nutrition entérale

Lorsque les CNO, associés à l'alimentation orale, ne sont pas suffisants, ou lorsque le patient ne peut plus s'alimenter par la bouche, une nutrition artificielle peut être envisagée. Cette prise en charge nécessite la discussion de la voie par laquelle l'assistance nutritionnelle sera réalisée. Lorsque le tube digestif est fonctionnel, c'est-à-dire lorsqu'il n'y a pas d'obstacle au niveau de l'intestin, la nutrition peut se faire par voie entérale.

La nutrition entérale est une technique d'alimentation artificielle qui permet d'administrer l'alimentation sans passer par la bouche, en utilisant le plus souvent une petite sonde introduite par le nez et arrivant dans l'estomac, ou bien abordant directement l'estomac. On met alors en place une alimentation liquide partiellement digérée dans le but de maintenir un apport alimentaire suffisant pour le patient. Elle apporte à l'organisme les macronutriments (protéines, lipides et glucides) et micronutriments (vitamines et minéraux) dont il a besoin, directement dans l'estomac ou l'intestin par le biais de la sonde. Cette forme d'alimentation préserve les fonctions du tube digestif et des organes associés (foie, pancréas et vésicule biliaire). Elle peut être initiée à l'hôpital et poursuivie ensuite à domicile.

La nutrition parentérale

Lorsque le tube digestif ne fonctionne pas, les nutriments sont apportés directement dans le sang grâce à une perfusion placée dans une veine de gros calibre. Cette technique d'assistance nutritionnelle par voie intraveineuse est la nutrition parentérale, une méthode permettant d'apporter tous les nutriments nécessaires à l'organisme, afin d'atteindre et de respecter un état nutritionnel correspondant aux besoins et aux caractéristiques du patient. Cette technique nécessite la mise en place d'un cathéter central ou d'un boîtier appelé « chambre implantable » placée sous la peau. Le soin relatif à cette perfusion nécessite une prise en charge extrêmement rigoureuse. Initiée à l'hôpital, elle peut être poursuivie à domicile, avec le passage d'infirmiers à domicile pour la mise en place et le retrait des perfusions, pour suivre des protocoles de soins et bénéficier d'un suivi rapproché d'un prestataire de services pour la mise en place du matériel et d'une coordination parfaite, car les intervenants autour du patient sont très nombreux. Le risque de complications de la technique n'est pas négligeable du fait d'un risque d'infection du cathéter central, d'autant plus important chez les patients avec cancer.

Une particularité nutritionnelle : le cancer du sein

Si la dénutrition est souvent au premier plan de nombreux cancers, nous avons vu apparaître du fait de certains traitements, des troubles métaboliques avec prise pondérale. Ceci est particulièrement vrai au cours du traitement du cancer du sein où la prise de poids concerne près d'1 patiente sur 2.

Le cancer du sein est une maladie fréquente. En France, aujourd'hui, une femme sur 8 en est atteinte à un moment ou à un autre de sa vie, représentant 1/4 des cancers chez la femme.

Chez les femmes traitées pour un cancer du sein, la prise de poids au cours du traitement (chimiothérapie ou hormonothérapie) est fréquente. Elle est en moyenne de 3 kg, et dépasse

5 kg pour 1/3 des patientes ; cette prise de poids persiste dans le temps. Le surpoids ou l'obésité existant avant le diagnostic d'un cancer du sein, la prise de poids en cours de traitement, augmentent les risques d'apparition d'un second cancer, les risques de récidive et de mortalité liés au cancer initial, comme les risques de mortalité toutes causes confondues. C'est pourquoi, les recommandations nutritionnelles visent à inciter les patientes à maintenir leur poids pendant et après le traitement. Il convient de réduire les apports énergétiques, c'est-à-dire de privilégier les aliments à faible densité énergétique tels que les légumes et les fruits, et de limiter les aliments gras et/ou sucrés. Parallèlement, une activité physique adaptée est indispensable.

L'activité physique comme thérapie

Si l'activité physique est un élément devenu essentiel dans la prévention des cancers, il semble que nous devions considérer l'activité physique comme un élément faisant partie intégrante de la prise en charge thérapeutique.

Pour une meilleure qualité de vie, mais surtout pour diminuer le risque de récidive

En effet, il existe maintenant des travaux qui démontrent que l'activité physique adaptée, d'intensité faible à modérée, aussi bien pendant qu'après le traitement oncologique, améliore la qualité de vie avec un bénéfice sur l'anxiété, la dépression, le sommeil, l'image du corps et le bien-être. Surtout, elle diminue la sensation de fatigue, plainte récurrente chez les patients avec cancer.

Au-delà de la qualité de vie, une activité physique pourrait diminuer, dans certains cas, le risque de récidive, et même avoir un impact positif sur la survie.

Par exemple, une étude a montré que la pratique d'une activité physique régulière chez des hommes atteints de cancer de la prostate était associée à une amélioration de la survie.

De plus en plus, lors des maladies complexes, sévères, l'approche multimodale semble plus efficace que la prise en charge centrée sur le bénéfice attendu d'un seul traitement. Ainsi, on pourrait par exemple associer à une prise en charge nutritionnelle une rééducation physique grâce à un travail coordonné avec des kinésithérapeutes, et pourquoi pas des « coaches » sportifs. Mais ce type de programme doit être mis en place de manière scientifique pour en évaluer l'intérêt et le bénéfice, aussi bien pour les patients qu'en termes d'enjeux économiques pour notre société. On comprend bien que le programme d'activité physique doit être adapté à l'état du patient.

Au plan international, l'intérêt pour l'activité physique est d'ailleurs devenu une réalité avec notamment l'adoption par l'Organisation mondiale de la santé (OMS), en 2004, de la « stratégie mondiale pour l'alimentation, l'activité physique et la santé ». Des recommandations en matière d'activité physique ont fait l'objet d'une publication en 2010 par l'OMS.

Et demain...

Ainsi, la prise en charge nutritionnelle des patients avec cancer est un réel enjeu de santé publique, du fait de l'augmentation de la prévalence des cancers et de l'amélioration de la survie, du fait aussi de traitements de plus en plus efficaces mais bien souvent agressifs. Une réflexion est nécessaire au sein de notre société pour améliorer l'approche multidisciplinaire en intégrant probablement de nouvelles disciplines, avec notamment l'amélioration de la prise en charge de l'activité physique au cours des maladies.

La recherche doit mener des études scientifiques afin d'évaluer le bénéfice de ce type de prise en charge pour le patient en termes de survie mais aussi de qualité de vie, sans oublier les enjeux économiques que cela implique pour notre société.

6

Les traitements de demain : prévenir ou réparer un déséquilibre du microbiote ?

COMPLÉMENTS ALIMENTAIRES, RÉGIMES « BONNE SANTÉ » : UN PHÉNOMÈNE DE SOCIÉTÉ ?

Peut-être vous êtes-vous déjà posé la question de leur intérêt en matière de santé… Peut-être en êtes-vous un consommateur régulier. L'utilisation de ces compléments est devenue un vrai phénomène de société : nous voulons rester en bonne santé le plus longtemps possible, tout en demeurant minces, beaux et jeunes.

Les programmes de « bonne santé » fleurissent un peu partout et se renouvellent de manière régulière et constante. Véhiculés par des personnalités médiatiques issues du monde de la beauté, du cinéma et/ou du sport, ils sont parfois tout simplement une hérésie ne reposant sur aucun élément scientifique validé. La mode du jour est au « sans gluten-sans caséine ».

Ce régime ne peut se justifier aujourd'hui comme une diététique de prévention ou d'amélioration de la santé. On l'a vu, le régime sans gluten strict est indiqué pour les patients qui présentent une maladie cœliaque et sont donc intolérants au gluten, alors soyons raisonnables, d'autant plus lorsqu'il s'agit de notre santé et de celle de nos enfants. De même, acheter et/ou consommer des compléments alimentaires n'est pas aussi anodin que changer de robe ou de chaussures. À trop vouloir bien faire, on peut être dans l'erreur, voire se retrouver avec des effets négatifs pour la santé.

Qu'est-ce qu'un complément alimentaire ?

Il existe une définition avec maintenant une réglementation au niveau national et européen dans le but de protéger les consommateurs. Les compléments alimentaires sont définis comme « des denrées alimentaires dont le but est de compléter un régime alimentaire normal et qui constituent une source concentrée de nutriments ou d'autres substances ayant un effet nutritionnel ou physiologique. Ces produits sont destinés à être pris par voie orale et sont conditionnés en doses sous forme de comprimés, gélules, pastilles, ampoules » (ministère de la Santé). La réglementation (décret n° 2006-352 du 20 mars 2006) régit aussi bien leur fabrication que leur commercialisation.

Les substances constituant les compléments alimentaires ne sont pas censées avoir d'action thérapeutique et ne nécessitent pas, pour être commercialisées, d'évaluation scientifique garantissant leur qualité et leur efficacité. Les compléments alimentaires peuvent contenir des nutriments (vitamines et minéraux), des plantes, des substances à but nutritionnel ou physiologique, des ingrédients traditionnels (comme la gelée royale…) et des additifs dont l'emploi est

autorisé en alimentation humaine. Ainsi, il existe une liste des nutriments, des suppléments nutritionnels et des plantes qui peuvent être utilisés dans les denrées alimentaires.
Les compléments alimentaires ne sont donc pas des médicaments, même si leur présentation – sous forme de conditionnement proche des médicaments – peut être responsable d'une certaine confusion pour le consommateur. Ces produits sont vendus sans ordonnance et sont disponibles dans les pharmacies, les grandes surfaces, les magasins spécialisés en diététique ou bien sur Internet.

Quelle est la place des compléments alimentaires ?

Cette question nécessiterait un ouvrage à elle seule. Une des difficultés est que les produits disponibles sont très nombreux, avec des compositions différentes et variables. Parfois, la composition exacte et la qualité des produits ne sont pas clairement précisées, notamment sur les produits vendus sur Internet. Et nous n'abordons pas ici le problème de l'authenticité même des produits vendus…
Il existe plusieurs grandes catégories de compléments alimentaires : ceux pour favoriser l'amaigrissement, la vitalité sexuelle, diminuer la fatigue mais aussi pour combler d'éventuels déficits nutritionnels.
Nous savons que les carences en nutriments sont rares dans la population générale. Ainsi, dans des circonstances normales, une alimentation adaptée et variée devrait apporter tous les nutriments nécessaires à son bon développement. Néanmoins, nous devons souligner qu'il existe en France une proportion importante de la population qui présente une carence d'apport en vitamine D. Or, il existe des situations à risque, où le risque de carence en vitamines est augmenté :

- chez les sujets âgés, notamment en cas de dénutrition associée ;
- chez les personnes suivant un régime très restrictif ;
- chez les sujets ayant eu une chirurgie pour obésité ;
- chez les végétaliens ;
- chez les enfants et adolescents (particulièrement pour la vitamine D) ;
- chez les femmes en âge de procréer.

S'il existe donc très probablement une place pour les compléments alimentaires, aucune étude scientifique ne recommande une supplémentation en vitamines de manière systématique et au long cours, en dehors d'une prescription adaptée. Différents experts, comme le Pr Serge Hercberg (épidémiologiste reconnu en nutrition) ou le Pr Irène Margaritis (chef de l'évaluation des risques liés à la nutrition à l'Anses, l'Agence nationale de sécurité sanitaire de l'alimentation), ne recommandent l'utilisation de compléments alimentaires qu'en cas de déficit avéré.

Pourquoi tant de précautions ?

Ces compléments comprennent des substances actives. Un excès peut devenir toxique. Ainsi, trop de vitamine A peut avoir des répercussions rénales ; la prise au long cours pourrait aussi favoriser l'apparition de certains cancers, notamment chez les fumeurs.

Une grande étude épidémiologique, dirigée par le Pr Hercberg (étude SU.VI.MAX : SUppléments en VItamines et Minéraux AntioXydants), a évalué chez plus de 13 000 hommes et femmes âgés de 35 à 60 ans, entre 1996 et 2004, les effets d'une supplémentation quotidienne par des antioxydants sous forme de capsules (bêta-carotène, vitamine C, vitamine E, sélénium et zinc) sur la survenue de certaines pathologies cardio-vasculaires et des cancers. Cette supplémentation n'a pas eu d'effet sur les maladies cardio-vasculaires, mais elle a réduit l'incidence des cancers chez les hommes. Ce résultat positif sur les cancers n'a pas été retrouvé chez les femmes. L'explication avancée par les chercheurs, concernant la différence de résultats entre les hommes et les femmes, serait que les femmes présentaient un statut initial en antioxydants meilleur que celui des hommes. Ainsi, la supplémentation chez les femmes n'a pas eu d'effet positif, voire aurait eu un effet défavorable avec une augmentation significative du nombre de cancers de la peau (mélanome).

À la suite de ces résultats, doit-on conclure que des suppléments sont bénéfiques chez les hommes et devraient être utilisés de manière courante ? Doit-on interdire les compléments aux femmes ? Les conclusions du Pr Hercberg sont les suivantes : il ne faut pas recommander cette complémentation chez l'homme, mais augmenter l'apport des antioxydants sous forme « naturelle », par les fruits et les légumes. Néanmoins, les résultats observés avec les compléments ne sont pas obligatoirement extrapolables par l'alimentation orale, car les doses prescrites lors de l'étude correspondent à des doses beaucoup plus importantes que les quantités naturellement apportées par l'alimentation.

À la suite de ce travail, une équipe américaine a évalué le risque de mélanome chez 69 671 hommes et femmes, qui ont reporté, sur la base de réponses à des questionnaires, leur prise de compléments en vitamines et en antioxydants : pas de corrélation entre les compléments et le risque de mélanome.

Comment expliquer de telles différences ? Comment s'y retrouver et, en pratique, que devons-nous faire ?

La bonne conduite à tenir

Les différences de conclusion montrent la difficulté des études épidémiologiques, notamment nutritionnelles. En effet, pour le cancer de la peau, les facteurs de risque comme l'exposition au soleil, le tabagisme, sont des éléments déterminants. D'autre part, la population étudiée en France n'est probablement pas identique à celle étudiée aux États-Unis.

Donc, à ce jour, la prudence reste reine. Une complémentation systématique et au long cours dans la population générale, par des compléments alimentaires comprenant vitamines et antioxydants, ne peut être recommandée.

La prise de ces compléments nécessite un vrai conseil médical, qui doit tenir compte de la situation de chacun : âge, sexe, maladie sous-jacente, activité physique, tabagisme, habitudes alimentaires. Des dosages peuvent être prescrits pour rechercher de réelles carences qui bénéficieraient alors d'une supplémentation.

Important : si vous suivez un traitement médicamenteux, il est essentiel de consulter son médecin ou son pharmacien avant de prendre un complément alimentaire, car des interactions sont possibles et peuvent modifier l'efficacité et la tolérance de votre traitement.

Pour finir, j'aimerais attirer votre attention sur les compléments achetés via Internet. Il convient d'être particulièrement vigilant et de vérifier les informations figurant sur l'étiquetage. Ce dernier doit être précis. Vous devez retrouver :

- la composition complète avec le nom des catégories de nutriments ou des substances caractérisant le produit, les doses ;

- la portion journalière de produit dont la consommation est recommandée, avec un avertissement contre le dépassement de la dose journalière indiquée ;
- une déclaration visant à éviter que les compléments alimentaires ne soient utilisés comme substituts d'un régime alimentaire varié ;
- un avertissement indiquant que les produits doivent être tenus hors de la portée des enfants.

Les formules de certains compléments alimentaires peuvent contenir, en plus des vitamines et des minéraux, d'autres substances telles que des extraits de plantes dont la toxicité peut se révéler redoutable si l'on ne respecte pas leurs conditions et leurs précautions d'emploi. Plusieurs cas d'insuffisance rénale terminale ont ainsi été rapportés suite à la consommation de certains compléments alimentaires contenant des extraits de plantes potentiellement toxiques et qui, chez des patients fragiles, ont créés des dommages irréversibles. Par ailleurs, des sites Internet basés hors de France peuvent proposer des compléments alimentaires qui contiennent des substances interdites en France.

Pour limiter les risques, il est donc indispensable de s'informer, de vérifier la composition du produit et les autres mentions figurant sur l'étiquetage, et de demander conseil à votre médecin et pharmacien. Le bon sens doit nous conduire à ne pas prendre plusieurs compléments alimentaires en même temps pour éviter les risques de surdosage, à respecter les doses maximales indiquées par l'étiquetage du produit et à tenir compte de notre alimentation. Nous avons, en France, un système de surveillance qui permet de signaler les effets indésirables liés à la consommation de compléments alimentaires. Il s'agit du système national de déclaration dénommé « nutrivigilance ». Il rappelle ces quelques règles :

- Les compléments alimentaires ont pour but de fournir un complément de nutriments ou de substances ayant un effet nutritionnel ou physiologique manquant dans l'alimentation habituelle d'un sujet.

- Les compléments alimentaires ne sont pas des médicaments, ils contiennent des substances actives potentiellement toxiques selon la situation clinique.

- Il est recommandé de prendre des compléments alimentaires après avis auprès de votre médecin et/ou pharmacien.

- Une vigilance particulière doit être portée en cas d'achat sur Internet.

PRO- ET PRÉBIOTIQUES

Dans de nombreuses pathologies, un déséquilibre du microbiote semble participer à l'apparition ou à la diffusion de la maladie. Il semble légitime de rechercher des procédés pour réparer ce déséquilibre dans le but de retrouver l'état de santé précédant la maladie. Quelles sont les méthodes possibles actuelles et à venir ?

Les probiotiques

La définition actuellement retenue d'un probiotique est la suivante : « un micro-organisme vivant qui, ingéré en quantité suffisante, procure un bénéfice sur la santé de l'hôte » (*FAO/WHO Working Group Report on Drafting Guidelines for the Evaluation of Probiotics in Food*, London, Ontario, Canada, April 30 and May 1, 2002). Ces micro-organismes vivants sont des bactéries ou des levures, que l'on ajoute à certains produits alimentaires comme les yaourts ou les céréales, ou que l'on ingère sous forme de gélules, de poudres ou de comprimés.
En pratique, un micro-organisme probiotique peut :

- être ajouté à un aliment ;
- figurer dans la composition d'un complément alimentaire ;
- constituer le principe actif d'un médicament.

Nous avons à plusieurs reprises évoqué l'importance du microbiote dans la genèse de certaines maladies, dans l'immunité notamment. Alors, si un yaourt peut améliorer le système immunitaire, pourquoi s'en priver ? Si des études scientifiques ont montré dans certaines situations précises l'intérêt d'une souche d'un micro-organisme donné (par exemple l'utilisation de *Saccharomyces boulardii* pour diminuer la durée de la diarrhée lors d'une gastroentérite infectieuse), il est souvent plus difficile de transposer les résultats de ces études avec les probiotiques disponibles. De même, les doses étudiées sont souvent très différentes des doses qui au final transitent dans le tube digestif.

Aujourd'hui, les probiotiques sont largement utilisés, mais ne sont pas considérés comme des médicaments. Alors qu'ils ont montré un rôle protecteur ou bénéfique probable dans certaines situations, ils pâtissent des erreurs commises par l'industrie agroalimentaire qui, à la fin des années 2000, a noyé les consommateurs de publicité sur des produits laitiers avec des « allégations santé ». Or, il n'existait pas assez d'études scientifiques de bon niveau pour prouver que tel produit laitier devenait bénéfique. La plupart de ces allégations santé ont donc disparu de nos publicités. Et puis, le coût d'un dossier d'allégation pour des substances non brevetables serait trop important… Selon les agences de sécurité des médicaments, les probiotiques « appartiennent à la catégorie des compléments alimentaires » et « ne bénéficient donc pas d'une autorisation de mise sur le marché comme les médicaments ».

Ont-ils une réelle utilité ?

Autrement dit, est-ce que les probiotiques ne servent à rien ? Non, loin de là. Mais si l'industrie agroalimentaire a préféré poursuivre ses ventes en changeant sa stratégie de communication et en retirant des termes comme « bénéfique pour le système immunitaire », elle a certainement commis sa plus grossière erreur. Ces entreprises devraient investir davantage dans la recherche plutôt que dans le marketing ! En effet, elles ont, pour certaines d'entre elles, largement les moyens de conduire ou d'aider les chercheurs à mener des études scientifiques dans le but de définir quel probiotique (souche ou mélange), à quelle dose et sous quelle forme, peut être conseillé dans une situation donnée.

Quelle est la place des probiotiques ?

Le marché est inondé par différents probiotiques dont il est parfois difficile de déterminer la place spécifique. Leur mécanisme d'action est variable : stimulation de la réponse immunitaire, renforcement de la barrière intestinale, inhibition de l'adhésion des bactéries à la muqueuse intestinale, action trophique sur la muqueuse colique, inhibition de la réponse inflammatoire... En pratique, il existe des situations gastro-entérologiques où les probiotiques ont un réel effet bénéfique :

- en cas de diarrhée aiguë ;
- en cas de diarrhée postantibiotique ;
- en cas de syndrome de l'intestin irritable ;
- en cas de diarrhée du voyageur.

Les principales situations ou pathologies qui font actuellement l'objet d'un intérêt particulier, avec un potentiel effet bénéfique, sont :

- la diarrhée infectieuse aiguë ou une diarrhée persistante, surtout chez l'enfant ;
- la maladie de Crohn ;
- les allergies chez l'enfant ;
- le diabète de type 2 ;
- l'obésité.

Les « médicaments probiotiques »

Les probiotiques peuvent constituer le principe actif de certains médicaments dont les effets thérapeutiques, évalués par des études cliniques contrôlées et validées par une autorisation de mise sur le marché, permettent de prévenir ou de traiter des maladies. Ces médicaments sont donc soumis à la même réglementation que les autres médicaments.

Les critères qui définissent un médicament probiotique sont :

- La nature du micro-organisme, ou « souche ». Cet élément est essentiel, car les effets démontrés pour une souche particulière ne peuvent pas être extrapolés à d'autres. Il s'agit d'un effet dit « souche-dépendant ».
- Les procédés de fabrication et de conservation. En effet, un changement du mode de production et du type de conditionnement peut entraîner des modifications des effets de la même souche de probiotique.

Vous connaissez peut-être un médicament probiotique : il s'agit de l'Ultra-Levure (*Saccharomyces boulardii*). Ce médicament a montré son efficacité dans la diarrhée aiguë, notamment chez l'enfant, avec une diminution de la durée de la diarrhée et du risque de récidive. Par ailleurs, nous avons tous, un jour, connu des troubles digestifs à type de diarrhée lors de la prise d'antibiotiques. La prise d'Ultra-Levure semble réduire de manière significative l'incidence de la diarrhée. Mais pour cela, les doses doivent être suffisantes.

EN RÉSUMÉ

En exerçant des fonctions physiologiques et pharmacologiques qui s'apparentent à celles du microbiote intestinal, l'enjeu des médicaments probiotiques est majeur. Comme nous avons pu le comprendre tout au long de ce livre, les anomalies du microbiote semblent de plus en plus importantes dans la physiopathologie de nombreuses maladies. Agir sur le microbiote apparaît comme une nouvelle option séduisante pour améliorer l'état des malades. Si l'administration de probiotiques semble donc naturellement une option intéressante, des travaux complémentaires sont indispensables afin de déterminer les souches efficaces, les conditions de production, la dose et la durée du traitement, les mécanismes d'action mais aussi leur sécurité d'utilisation, notamment en cas d'utilisation prolongée.

Les prébiotiques

Le prébiotique est un substrat qui favorise le développement d'espèces microbiennes dans le côlon, supposées bénéfiques – notamment les bifidobactéries et les lactobacilles. Nous retrouvons des prébiotiques essentiellement dans les produits céréaliers et les produits laitiers. Ils peuvent également être apportés sous forme de compléments alimentaires.

Pour l'heure, nous manquons cruellement de données scientifiques solides dans ce domaine, qui a pourtant probablement une place à part entière

LA TRANSPLANTATION DE MICROBIOTE : LE TRANSFERT DE FLORE

La transplantation de microbiote, appelée aussi « transfert de flore », peut être réalisée aujourd'hui et considérée comme un traitement en tant que tel.

L'idée est simple : lorsque le microbiote est altéré lors d'une agression et que certaines bactéries deviennent pathogènes pour l'hôte, implanter le microbiote d'un sujet sain permettrait de rétablir un microbiote harmonieux et équilibré pour empêcher la croissance excessive du germe devenu néfaste. L'exemple typique est l'infection à *Clostridium difficile*.

L'infection à *Clostridium difficile*, ou quand la rupture de l'effet barrière du microbiote entraîne une maladie parfois mortelle

Clostridium difficile est un germe de la flore digestive que l'on retrouve dans la flore de manière courante, sans que cela soit anormal. Il est naturellement résistant à la plupart des antibiotiques. Aussi, lorsque le microbiote est déséquilibré, du fait notamment de la prise d'antibiotiques, il se produit une rupture de l'« effet barrière » et le *Clostridium difficile* peut se développer de façon trop importante. C'est le cas de nombreuses bactéries potentiellement pathogènes. En sécrétant des toxines, le *Clostridium* peut être responsable d'une altération de la perméabilité de l'épithélium intestinal et d'une inflammation du côlon parfois très sévère. La colite pseudomembraneuse représente la forme la plus sévère de la maladie. Elle associe une diarrhée importante qui peut être sanglante, des douleurs abdominales, de la fièvre, une distension du côlon et un syndrome inflammatoire. Cette forme de la maladie peut évoluer vers un mégacôlon toxique, caractérisé par un côlon très dilaté qui nécessite une urgence chirurgicale pour éviter la perforation.

Le traitement repose sur l'arrêt du ou des antibiotiques responsables du déséquilibre, l'administration par voie orale d'un antibiotique qui cible ce germe, et des mesures préventives pour lutter contre la diffusion de *Clostridium difficile* à d'autres sujets sensibilisés. Si l'évolution la plus fréquente se fait vers la guérison en quelques jours, des rechutes sont possibles, parfois de manière tardive.

L'infection à *Clostridium difficile* est devenue source d'une attention majeure aux États-Unis et en Europe, car il existe une quasi-épidémie d'infections à *Clostridium difficile* dans nos hôpitaux. En effet, les malades séjournant à l'hôpital sont par définition fragilisés du fait de leur maladie et reçoivent fréquemment des antibiotiques. De plus, le mode de transmission manu-portée avec un fort potentiel de contagiosité en fait une bactérie fréquemment responsable d'infections hospitalières.

Du fait des rechutes de cette maladie, les cliniciens et chercheurs ont tenté d'influencer favorablement le microbiote en tentant d'éliminer le *Clostridium* tout en respectant les « bonnes » bactéries. L'utilisation de certains probiotiques a montré une certaine efficacité, notamment l'utilisation de *Saccharomyces boulardii* qui permet d'améliorer le traitement de ces rechutes. Mais devant une conjonction d'augmentation de cas sévères et de risque de rechute, la question de la réalisation d'une implantation d'un microbiote normal s'est posée.

Peut-on restaurer l'équilibre de l'écosystème intestinal en réalisant le transfert de microbes digestifs issus de la matière fécale d'individus sans troubles digestifs ?

Le transfert de flore (TF) désigne l'infusion d'une suspension fécale d'un sujet sain vers le tube digestif d'un autre individu. Que l'on soit médecin ou patient, il est à première vue inconcevable pour beaucoup d'entre nous.
Il a été décrit comme agent thérapeutique dès le IXe siècle. Mais les résultats de sa première utilisation dans la médecine moderne n'ont été publiés que dans les années 1950. Il a depuis gagné en popularité, notamment grâce à son succès dans le traitement des infections récidivantes à *Clostridium difficile*. Son efficacité et sa tolérance ont été rapportées dans plus de 40 études dans différentes affections digestives mais aussi extra-digestives. L'expression « transplantation fécale » est aujourd'hui associée à plus de 1 000 citations dans des revues scientifiques au niveau international.
Nous allons maintenant voir pourquoi cette méthode est intéressante et comment elle s'opère.

Le microbiote intestinal, un acteur de notre santé

Comme nous l'avons vu précédemment, le microbiote humain intestinal décrit un écosystème complexe en 3 grands groupes (Firmicutes, Bacteroidetes et Actinobacteria) et 6 genres bactériens (*Bacteroides*, *Eubacterium*, *Clostridium*, *Enteroccocus*, *Bifidobacterium* et *Lactobacillus*) qui rassemblent 90 % des espèces bactériennes chez tous les individus.

Les Firmicutes et les Bacteroidetes sont les groupes les plus abondants, ils représentent près de 70 % de la totalité du microbiote humain. On l'a vu, le microbiote est essentiel dans la défense contre les pathogènes, l'éducation du système immunitaire, l'immunomodulation, la récupération énergétique, le renouvellement des cellules de l'intestin et le maintien de l'équilibre métabolique. Même si la composition du microbiote est assez spécifique d'un individu, les fonctions métaboliques de ce microbiote sont conservées chez les individus sains.

EN RÉSUMÉ

Le microbiote intestinal est un réservoir de fonctions bactériennes communes à une grande majorité d'entre nous.

Quel est l'objectif du transfert de flore (TF) ?

Il s'agit de réintroduire une communauté stable et exhaustive de micro-organismes intestinaux pour corriger un microbiote déséquilibré. Alors que les prébiotiques, les probiotiques et les antibiotiques n'entraînent que des modifications temporaires de la flore intestinale, le TF s'associe plutôt à une implantation à long terme du microbiote du donneur. En effet, le TF, réalisé à partir de selles de sujets sains, permet une normalisation de la composition de la flore bactérienne chez des patients présentant une récidive de colite à *Clostridium difficile*. Vingt-quatre semaines après le TF, l'implantation des bactéries (du genre *Bifidobacterium*, et celles des groupes *Bacteroides* et *Clostridium coccoides* et du sous-groupe *Clostridium leptum*) persiste chez le receveur, en plus de restaurer une flore intestinale normale.

Quelles sont les différentes étapes du transfert de flore ?

1. La sélection des donneurs

Les donneurs sont généralement recrutés parmi les membres de la famille du receveur. L'innocuité du microbiote « donneur » étant difficile à évaluer de façon exhaustive, le risque de transmission d'agents pathogènes inconnus ne peut être exclu. C'est pourquoi il est important de sélectionner rigoureusement les donneurs.

Les donneurs potentiels doivent être interrogés, à la manière des recommandations utilisées pour le don du sang : informations sur les antécédents de voyage, comportement sexuel, antécédents chirurgicaux, transfusions, ainsi que tout facteur qui augmenterait le risque de maladie transmissible, doivent être systématiquement recueillis. Un interrogatoire à la recherche d'antécédents personnels et familiaux de maladies digestives, auto-immunes et métaboliques, ou de cancer, doit également être réalisé.

2. La méthode de préparation des échantillons

Le microbiote est une communauté complexe et dynamique de cellules vivantes, souvent très sensibles à l'oxygène ; ainsi, les conditions de récupération, de dilution et de préparation des échantillons ont un impact sur l'efficacité du TF. Dans une étude récente, l'équipe d'Amsterdam dirigée par le Pr Max Nieuwdorp, forte de son expérience du TF, propose d'utiliser 200 à 300 g de selles diluées dans 500 ml de solution salée stérile. L'administration se fait de préférence dans les 6 heures qui suivent le recueil, et au maximum dans les 24 heures. Les selles sont ensuite filtrées pour éliminer les plus gros débris avant administration.

3. La méthode de transfert

Plusieurs méthodes peuvent être utilisées pour implanter la suspension fécale. Une fois que les selles sont filtrées et homogénéisées pour aboutir à une solution liquide, cette dernière est implantée directement dans le côlon du malade lors d'une coloscopie ou administrée par le tube digestif haut, après avoir placé une petite sonde du nez au duodénum, ou à l'estomac.

Le traitement est-il sans danger ?

Aucune recommandation française n'est actuellement disponible sur la sélection des donneurs ou encore sur la technique de préparation et d'administration des selles. Malgré toutes les précautions, le transfert de matériel biologique n'est jamais dénué de risques ; cependant, les décisions pour prescrire un traitement sont toujours influencées par la balance entre le bénéfice établi et le risque potentiel pour le patient. L'homogénéisation et la rationalisation des protocoles de TF permettront de diminuer les facteurs de risque et d'augmenter l'efficacité thérapeutique du TF.

Les pathologies concernées par le transfert de flore

La colite à Clostridium difficile

Le début des années 2000 a été marqué par l'émergence d'une souche hyper-virulente en Europe et en Amérique du Nord. Parallèlement, il est apparu une augmentation du nombre des infections à *Clostridium difficile*, avec près de 3 millions de nouveaux cas diagnostiqués chaque année aux USA. Plus d'un tiers de ces patients présenteront au moins une récidive, parmi lesquels 50 à 65 % présenteront des récurrences multiples. Les stratégies thérapeutiques actuelles ne prennent pas en compte les anomalies du microbiote intestinal, alors que les patients atteints d'infections à *Clostridium difficile* récidivantes montrent de plus faibles proportions de Bacteroidetes et de Firmicutes, en comparaison avec des individus sains. Le TF se présente donc comme une solution intéressante dans cette indication, en éradiquant l'agent responsable par le rétablissement d'un microbiote équilibré.

Concernant le TF, les récidives d'infections à *Clostridium difficile* sont actuellement la situation où nous disposons du niveau de preuves le plus élevé. Une métaanalyse incluant 11 études et 273 patients a conclu à une efficacité du TF dans l'infection à *Clostridium difficile* récidivante de 92 %. Utilisé initialement en dernière ligne de traitement des récurrences d'infection à *Clostridium difficile* ou des colites sévères à *Clostridium difficile*, le TF, par son efficacité et sa tolérance pourrait être employé plus précocement dans les formes sévères.

Les maladies inflammatoires intestinales

Comme nous l'avons vu au cours du chapitre précédent, l'origine précise des maladies inflammatoires intestinales est inconnue, mais les interactions entre le microbiote et les cellules de l'hôte participent au processus physiopathologique. Il existe actuellement dans le monde 10 essais enregistrés qui cherchent à évaluer la place et l'efficacité du TF chez les patients atteints de maladie de Crohn ou de RCH chez l'adulte et chez l'enfant. Les résultats devraient être disponibles dans les prochaines années.

Les troubles fonctionnels intestinaux et la constipation

Un travail a rapporté une amélioration clinique chez 40 sur 45 patients atteints de constipation chronique sévère. Dans cette étude préliminaire, le TF était associé à une amélioration de la défécation et à la résolution des ballonnements et des douleurs abdominales. Après un suivi à long terme (de 9 à 19 mois), 60 % des patients présentaient un transit normal sans utilisation de laxatifs.

Ces documentations cliniques ouvrent la porte à une meilleure compréhension de l'impact du microbiote dans la physiopathologie du syndrome de l'intestin irritable. Mais les résultats nécessitent confirmation.

Les applications émergentes

L'épidémie de *Clostridium difficile* actuelle, couplée avec une meilleure connaissance du microbiote intestinal, a conduit à un regain d'intérêt pour le TF qui a été évalué dans de nouvelles indications. Parallèlement, l'augmentation de la pratique du TF révèle l'impact que peut avoir le microbiote localement, dans la sphère digestive, mais aussi au-delà de l'intestin. Plusieurs études au cours de la dernière décennie ont ainsi mis en cause le microbiote intestinal dans la pathogenèse de plusieurs pathologies extra-digestives, essentiellement métaboliques et neurologiques.

Le traitement du syndrome métabolique, de l'obésité et de leurs nombreuses complications est sans doute l'un des plus grands défis sanitaires actuels, dans lequel le TF pourrait trouver une place. Un changement dans l'équilibre entre les Firmicutes et les Bacteroidetes a été rapporté chez des animaux souffrant d'obésité. Des modifications du microbiote intestinal pourraient contribuer au développement de maladies métaboliques en augmentant la perméabilité intestinale, favorisant un état inflammatoire chronique qui contribuerait au développement de maladies métaboliques et cardio-vasculaires. En effet, des éléments d'origine microbienne pourraient pénétrer dans la circulation sanguine, et participer à l'inflammation modérée, associée à l'obésité. Ainsi, la concentration sérique du lipopolysaccharides (LPS), principal composant de la paroi de certaines bactéries, est significativement augmentée chez les individus obèses et est positivement corrélée avec l'insulinémie à jeun chez les patients diabétiques. En 2012, l'équipe du Pr Max Nieuwdorp d'Amsterdam a rapporté les résultats d'une étude évaluant l'efficacité du TF chez 18 hommes atteints du syndrome métabolique : 50 % des patients ont reçu des matières fécales provenant de donneurs masculins non obèses, l'autre moitié a reçu ses propres excréments. Il apparaît une réduction du taux de triglycérides chez les patients de la première moitié, transplantés avec un microbiote de sujet dit « maigre », alors qu'aucun effet n'a été observé dans le groupe de contrôle. Ainsi, le microbiote intestinal pourrait jouer un rôle dans l'équilibre métabolique global, et notamment dans la physiopathologie des troubles du comportement alimentaire.

La question se pose aussi actuellement pour d'autres maladies, notamment neurologiques, comme la maladie de Parkinson qui s'associe à des troubles digestifs. Le rétablissement d'un microbiote intestinal diversifié pourrait-il avoir un impact sur les symptômes neurologiques eux-mêmes ? Des cas d'amélioration des symptômes neurologiques ont été rapportés chez des patients atteints de maladie de Parkinson après normalisation de leurs troubles du transit par des antibiotiques.

D'autre part, en étudiant les anomalies digestives décrites fréquemment chez les enfants autistes, plusieurs équipes ont mis en évidence des anomalies du microbiote chez ces enfants : en comparant le microbiote fécal d'enfants atteints d'autisme à celui de témoins sains, un nombre d'espèces de *Clostridium* significativement plus élevé a été mis en évidence dans le groupe autiste, ainsi que la présence de bactéries spécifiques, telles que *Desulfovibrio*. Un essai thérapeutique a évalué l'effet de la vancomycine (antibiotique), active à la fois sur *Clostridium* et *Desulfovibrio*, administrée pendant 12 semaines, sur les symptômes extra-digestifs de l'autisme. Il a été mis en évidence une amélioration clinique rapide et significative des symptômes extra-digestifs, mais aussi une amélioration des troubles du comportement. L'efficacité a cependant été perdue après arrêt de la vancomycine.

Ces observations exceptionnelles soulignent le rôle potentiel du microbiote intestinal dans la promotion de voies physiopathologiques de maladies extra-digestives et nous poussent à envisager de nouveaux axes thérapeutiques pour ces maladies complexes. Mais nous devons être prudents. Si le transfert de flore semble être une nouvelle arme thérapeutique potentiellement utilisable dans de très nombreuses maladies, de même que pour tout nouveau traitement, nous devons attendre les preuves scientifiques de son efficacité, mais aussi de son innocuité au long cours. Si le TF permet de rétablir des fonctions, la persistance au long cours des nouvelles fonctions de ce microbiote pourrait être responsable de l'émergence… d'autres troubles. Nous manquons pour l'instant de données sur le suivi au très long cours de patients ayant bénéficié d'un TF. Ces données sont essentielles avant de jouer aux apprentis sorciers et de proposer le TF à toute pathologie. Le TF doit trouver sa place, son ou ses indications, comme tout nouveau traitement. Il reste aussi à trouver les processus permettant de standardiser la préparation des selles, ainsi que la méthode d'injection. Il persiste, en effet, beaucoup de questions : doit-on considérer ce traitement comme un « médicament », une préparation pharmaceutique, une greffe ?

Aujourd'hui, en 2014, cette technique est proposée en France dans certains centres pour l'indication du traitement de l'infection à *Clostridium difficile*, notamment pour les rechuteurs.

Mais les progrès dans ce domaine vont si vite qu'il est probable que, lorsque vous lirez ces lignes, des éléments nouveaux seront disponibles, avec peut-être de nouvelles indications.

Et demain...

Si le TF peut sembler être une thérapeutique étrange et... d'un autre temps, elle est basée sur un concept simple qui est de restaurer une écologie microbienne au cours de maladies pendant lesquelles le microbiote a été déséquilibré, devenant responsable de pathologies parfois graves. On comprend l'intérêt croissant porté à ce type de thérapeutique, notamment depuis l'amélioration des connaissances sur le rôle complexe du microbiote. De plus, la démonstration formelle de l'efficacité du TF dans l'infection à *Clostridium difficile* a favorisé l'engouement des scientifiques et des cliniciens à poursuivre les investigations et à rechercher de nouvelles indications. Ainsi, le TF pourrait devenir un des traitements de certaines maladies métaboliques comme le diabète. Même si sa tolérance semble excellente à la vue des données actuelles, la multiplication de ses indications va nécessiter d'établir des recommandations pour encadrer la sélection des donneurs et homogénéiser la technique de préparation.

EN RÉSUMÉ

La transplantation fécale ou transfert de flore désigne l'infusion d'une suspension fécale d'un sujet sain vers le tube digestif d'un autre individu. L'objectif du transfert de flore est de restaurer une écologie microbienne adaptée au cours de maladies où le microbiote a été déséquilibré.

La démonstration formelle de l'efficacité du transfert de flore dans l'infection à *Clostridium difficile* a favorisé son développement dans de nouvelles indications comme les maladies métaboliques ou inflammatoires.

Les données actuelles rapportent une tolérance excellente, ses indications devraient donc se multiplier, nécessitant d'établir des recommandations pour encadrer la sélection des donneurs et homogénéiser la technique de préparation.

CONCLUSION

PAR UN BEAU MATIN...

Il y a un peu plus d'un an, par un de ces hasards de la vie, je me suis retrouvée en plein mois d'août, à 8 heures du matin, dans un studio radio de France Inter, en direct, à partager avec Sonia Devillers mon intérêt et mon enthousiasme pour l'intestin. Quel ne fut pas mon étonnement quand, l'émission à peine terminée, me rendant à l'hôpital pour démarrer ma journée de travail, les appels ne cessèrent d'affluer dans le service pour avoir des compléments d'information ou un rendez-vous de consultation !

Parler d'intestin, de neurones, de probiotiques, de lien entre l'intestin et le cerveau semblait donc un sujet qui intéressait des patients souffrant de maladies intestinales et non intestinales, mais aussi des personnes non malades, soucieuses d'avoir une hygiène de vie adaptée dans le cadre de la prévention. Au début, j'avoue avoir ressenti un certain amusement. En effet, je ne pouvais m'empêcher de sourire en imaginant qu'une grande partie des auditeurs devait être en vacances, prenant tranquillement un petit déjeuner, alors que j'évoquais le rôle majeur des milliards de bactéries présentes dans notre côlon. Mais rapidement, cette surprise fut remplacée par une réflexion teintée d'une certaine anxiété. Ce besoin d'en savoir plus révélait certes une véritable ouverture d'esprit des auditeurs, mais surtout une curiosité réelle pour comprendre et éventuellement agir sur ce dialogue incroyable qui existe entre l'intestin et le cerveau. Avoir donné quelques éléments sur la connaissance actuelle dans le domaine de l'intestin lors d'une émission d'une cinquantaine de minutes m'exposait tout à coup à des personnes qui souffraient d'absence de réponses précises dans leur environnement habituel. Pourtant, les médias, au cours des dernières années, n'avaient cessé de relayer les avancées scientifiques spectaculaires réalisées notamment dans la connaissance et la compréhension du rôle de l'intestin et de son microbiote dans différentes maladies. Grands quotidiens, émissions de télévision et de radio, revues scientifiques ou très grand public, l'intestin était devenu la « nouvelle star » de la santé. Mais face à cette masse d'informations, comment s'y retrouver ? À la lecture des courriers de patients ou de familles qui cherchaient désespérément les réponses et les traitements prometteurs annoncés par les médias, je me suis rendu compte de l'ampleur des difficultés que pouvaient ressentir certains d'entre vous.

UNE SORTE D'ÉVIDENCE

« Pourquoi ne pas proposer une greffe fécale à mon fils atteint d'autisme ? Que faut-il manger pour éviter le cancer du côlon ? J'ai essayé tous les probiotiques et j'ai toujours mal au ventre : que faire ? J'ai des douleurs articulaires, et si c'était lié à l'intestin ? » Etc.

Comment répondre à toutes ces interrogations justifiées ? Comment faire face à toutes ces demandes de consultation ? Écrire un livre est alors devenu une sorte d'évidence. Mais quelle arrogance de croire que, parce que l'on donne des cours à la faculté dans des amphis plus ou moins remplis d'étudiants en médecine ou que l'on publie des articles scientifiques dans des revues médicales, écrire un livre sur l'intestin destiné au grand public, malade ou non, serait une sinécure. La médecine impose une humilité sans faille, car personne ne possède la connaissance absolue (en effet, les découvertes scientifiques peuvent contredire ce qui, quelques mois auparavant, était considéré comme un dogme), et surtout parce que cette discipline n'est pas une science, mais bien un humanisme. Elle n'existe que dans le lien, le dialogue qui s'installe entre le soignant et le soigné.

L'élaboration d'un ouvrage sur l'intestin imposait une rigueur scientifique, mais l'absence de contact réel avec l'autre me rendait la tâche quasi impossible. Vous comprenez maintenant pourquoi certains passages ont été écrits par des patients et des collègues médecins. Ces mots, sous forme de témoignages ou d'interviews, sont devenus une sorte de fil conducteur invisible, un réel carburant pour m'aider à poursuivre cette démarche.

Alors, modestement et sincèrement, j'espère que vous trouverez ici quelques réponses à certaines de vos questions ou que vous découvrirez avec enthousiasme ce monde extraordinaire qui s'ouvre à nous. Parfois, hélas ! nous ne savons pas. Mais l'une de nos plus grandes forces est d'accepter cette ignorance pour continuer à chercher et devenir acteur de notre santé, et tout simplement de notre vie.

Annexes

RECETTES

Toutes les recettes sont d'Isabel Gomez, chef formée au Ritz.

RECETTES DE BASE

Sauce tomate

Ingrédients

1 kg de tomates, 2 beaux oignons, 1 boîte de conserve moyenne de concassé de tomates, huile d'olive, 20 g de sucre, 20 g de sel, poivre, quelques herbes (facultatif)

Préparation

- Peler et ciseler les oignons. Les faire suer à feu doux dans une sauteuse avec un filet d'huile d'olive et une pincée de sel.
- Émonder les tomates en les plongeant quelques secondes dans une grande quantité d'eau bouillante. Les couper en quartiers et les épépiner.
- Ajouter les tomates aux oignons, le sucre, le sel et bien mélanger. Laisser compoter à feu doux pendant 30 minutes en remuant régulièrement. Il est possible d'ajouter également des herbes sèches ou fraîches ciselées pour parfumer la sauce.
- Ajouter le contenu de la boîte de conserve, bien mélanger et laisser de nouveau compoter à feu doux pendant 30 minutes en écrasant les tomates régulièrement.
- Mixer la préparation pour obtenir une sauce tomate onctueuse.

Cette sauce peut se conserver au réfrigérateur plusieurs jours, il est possible de la congeler.

Fond blanc de volaille

Ingrédients

1 kg de carcasses de volaille, 1 oignon, 1 carotte, 1 poireau, 2 l d'eau, 10 grains de poivre, bouquet garni (feuille de laurier, feuille de thym et tiges de persil)

Préparation

- Mettre les carcasses de volaille dans une grande casserole et couvrir avec l'eau froide. Porter à ébullition et écumer.
- Découper tous les légumes et les ajouter une fois l'ébullition éteinte.
- Cuire à frémissement pendant 2 heures en écumant régulièrement.
- Passer la préparation au chinois.

Béchamel

Ingrédients

25 g de beurre, 25 g de farine, 500 ml de lait, sel, poivre, noix muscade

Préparation

- Dans une casserole, mettre le beurre à fondre. Quand le beurre est fondu, ajouter la farine en une seule fois et mélanger au fouet ou à la spatule.
- Cuire cette préparation (le roux) pendant quelques minutes à feu moyen sans la laisser roussir.
- Laisser tiédir le roux et, pendant ce temps, chauffer le lait.
- Une fois le lait bouillant et le roux tiède ou froid, ajouter le lait dans le roux et bien mélanger au fouet sur feu doux à moyen.
- Cuire jusqu'à l'obtention de la bonne consistance de la sauce Béchamel.
- Assaisonner.

Béchamel sans gluten

Ingrédients

25 g de beurre, 25 g de Maïzena, 500 ml de lait, sel, poivre, noix muscade

Préparation

- Dans une casserole, mettre le beurre à fondre. Quand le beurre est fondu, ajouter la Maïzena en une seule fois et mélanger au fouet ou à la spatule.

- Cuire cette préparation (le roux) pendant quelques minutes à feu moyen sans la laisser roussir.
- Laisser tiédir le roux et, pendant ce temps, chauffer le lait.
- Une fois le lait bouillant et le roux tiède ou froid, ajouter le lait dans le roux et bien mélanger au fouet sur feu doux à moyen.
- Cuire jusqu'à l'obtention de la bonne consistance de la sauce Béchamel.
- Assaisonner.

Pâte sablée

Ingrédients

250 g de farine T55, 80 g de sucre glace, 125 g de beurre mou, 1 œuf entier

Préparation

- Tamiser la farine et le sucre glace. Les mettre dans un saladier ; ajouter le beurre mou en parcelles et du bout des doigts, mélanger pour émietter le beurre.
- Sabler en frottant légèrement le mélange entre les mains tout en le faisant glisser entre les doigts.
- Creuser un puits et verser l'œuf battu. Amalgamer rapidement les ingrédients en procédant par mouvements circulaires.
- Fraiser la préparation en l'écrasant avec la paume de la main tout en la poussant devant soi pour former une pâte.

- Étaler la pâte entre deux feuilles de papier sulfurisé et l'abaisser à 3 ou 4 mm d'épaisseur.

Réserver au réfrigérateur 4 heures au minimum, idéalement la veille.

Pâte à tarte salée

Ingrédients

250 g de farine T55, 190 g de beurre, 6 g de sel, 40 g d'eau

Préparation

- Dans un saladier, mettre la farine et le sel.
- Ajouter le beurre en morceaux et travailler l'ensemble du bout des doigts, rapidement.
- Ajouter l'eau et mélanger pour obtenir une pâte lisse.
- Ne pas trop malaxer, former une boule et la garder au frais sous un film transparent.

Pâte à tarte sucrée sans gluten

Ingrédients

150 g de farine de riz blanc, 50 g de fécule de pommes de terre, 25 g de fécule de tapioca (ou farine de tapioca), 80 g de sucre glace, 125 g de beurre mou, 1 œuf entier, 30 g de poudre d'amandes

Préparation

- Tamiser la farine, les fécules, le sucre glace et la poudre d'amandes. Les mettre dans un saladier et ajouter le beurre mou en parcelles ; du bout des doigts, mélanger pour émietter le beurre.
- Sabler en frottant légèrement le mélange entre les mains tout en le faisant glisser entre les doigts.
- Creuser un puits et verser l'œuf battu. Amalgamer rapidement les ingrédients en procédant par mouvements circulaires.
- Fraiser la préparation en l'écrasant avec la paume de la main tout en la poussant devant soi pour former une pâte.
- Étaler la pâte entre deux feuilles de papier sulfurisé et l'abaisser à 3 ou 4 mm d'épaisseur.

Réserver au réfrigérateur 4 heures au minimum, préparer idéalement la veille.

RECETTES SALÉES

Soupe de petits pois à la menthe au chèvre frais (froide ou chaude)

Ingrédients pour 4 personnes

500 g de petits pois frais écossés (frais ou surgelés), 2 échalotes, 350 g de fond blanc de volaille (recette de base), 350 g de lait demi-écrémé, 15 feuilles de menthe + 4 feuilles de menthe ciselées, 100 g de fromage de chèvre frais, sel, poivre, huile d'olive

Préparation

- Ciseler les échalotes et les faire suer avec du sel à feu doux dans de l'huile d'olive.
- Une fois les échalotes suées, ajouter les petits pois. Bien mélanger.
- Ajouter le fond blanc de volaille et le lait. Porter à ébullition et laisser frémir pendant 15 minutes, le temps que les petits pois soient tendres.
- Mixer les petits pois avec du liquide de cuisson en ajoutant les feuilles de menthe et 50 g de fromage de chèvre frais. Ajouter le liquide de cuisson petit à petit, jusqu'à obtention de la consistance désirée. Saler et poivrer.
- Passer la soupe au tamis pour enlever les peaux des petits pois et obtenir une consistance lisse.
- Ciseler les feuilles de menthe restantes.
- Dans une assiette, dresser la soupe (froide ou chaude) et déposer au centre une petite quenelle faite avec le

fromage de chèvre frais restant et 1 feuille de menthe ciselée.

- Si la soupe est servie froide, ajouter un filet d'une huile d'olive bien fruitée.

Velouté de champignons

Ingrédients pour 4 personnes

500 g + 150 g de champignons de Paris nettoyés, 500 g de fond blanc de volaille (recette de base), 250 g de lait, 50 g de crème fraîche épaisse, 1 oignon, huile d'olive, sel, poivre

Préparation

- Ciseler l'oignon et le faire suer à feu doux à l'huile d'olive.
- Émincer finement les champignons ; en conserver 150 g de côté.
- Une fois l'oignon sué, augmenter le feu et ajouter les 500 g de champignons. Saler immédiatement et faire sauter à feu vif pendant 4 à 5 minutes les champignons, jusqu'à ce qu'ils aient rendu leur eau et qu'ils dorent.
- Une fois les champignons dorés, ajouter le fond blanc de volaille et le lait. Porter à ébullition, baisser le feu et laisser frémir pendant 10 à 15 minutes.
- Mixer finement la préparation, vérifier l'assaisonnement et garder au chaud.
- Poêler le reste des champignons sur feu vif au moment de servir, jusqu'à ce qu'ils soient dorés.

- Dans une assiette creuse, servir une belle louche de velouté de champignons, déposer une petite quenelle de crème fraîche épaisse et quelques champignons dorés.

Croque-monsieur roquette, jambon de pays, tomate et mozzarella

Ingrédients pour 4 personnes

8 tranches de pain de mie (au choix : complet, aux céréales, blanc), 300 g de roquette, 250 g de mozzarella di bufala, 2 tomates mûres, 8 tranches de tomates confites, 4 tranches de jambon de pays (Parme, Bayonne, etc.), 1 petit pot de pesto, 10 g de beurre, huile d'olive, sel

Préparation

- Découper les tomates fraîches et la mozzarella en rondelles.
- Pour chaque croque-monsieur, étaler sur une tranche de pain de mie un peu de beurre et, sur l'autre tranche, un peu de pesto.
- Déposer une tranche fine de tomate confite sur chaque tranche de pain, des rondelles de tomates fraîches, de la mozzarella et du jambon de pays.
- Dans un saladier, assaisonner la roquette avec un filet d'huile d'olive et du sel.
- Mettre une petite poignée de roquette sur une des tranches de pain et fermer le croque-monsieur en appuyant fortement.

- Faire cuire soit dans un appareil à croque-monsieur soit à la poêle, le temps que le pain dore et que la mozzarella fonde.
- Couper le croque-monsieur en triangle et le servir avec de la roquette.

Œuf poché aux champignons et aux asperges

Ingrédients pour 4 personnes

4 gros œufs, 12 asperges vertes, 500 g de champignons, huile d'olive, beurre, fleur de sel, sel, poivre

Préparation

- Parer les asperges : casser le bas des asperges, les écussonner, les couper toutes à la même taille au couteau. Ficeler les asperges et les cuire à l'anglaise pendant environ 2 minutes avant de les rafraîchir immédiatement dans un bain d'eau glacée.
- Ciseler les champignons à la taille désirée.
- Chauffer de l'huile dans une grande sauteuse à feu vif. Ajouter une petite quantité de champignons, salez immédiatement pour en faire sortir l'eau. Faire sauter, égoutter les champignons dans une passoire et réserver.
- Couper du film étirable supportant la chaleur et le huiler légèrement. Disposer la feuille de film dans une verrine et y casser un œuf. Relever les pans de la feuille de plastique sur le dessus et tourner comme

pour emprisonner l'œuf ; nouer au ras de l'œuf avec du fil.

- Plonger les œufs dans une eau à ébullition modérée pendant 4 à 5 minutes. À la fin de la cuisson, rafraîchir les œufs dans de l'eau glacée. Enlever délicatement le film étirable et réserver.
- Au moment de servir, mettre les œufs dans de l'eau très chaude pendant 3 à 4 minutes. Pendant ce temps, poêler les asperges dans du beurre en les retournant et poêler de même les champignons ; vérifier l'assaisonnement.
- Dans une assiette, déposer des champignons poêlés et 3 asperges passées au beurre. Poser 1 œuf poché par-dessus et ajouter quelques grains de fleur de sel.

Taboulé de quinoa

Ingrédients pour 4 personnes

300 g de quinoa (il est possible d'utiliser un mélange rouge, blanc, orge, etc.) cuit et refroidi, 6 tomates, 12 asperges, ½ concombre, ½ oignon rouge, 5 g de feta, 2 c. à s. de menthe, 2 c. à s. de ciboulette, 2 c. à s. de coriandre, 2 c. à s. de persil, 1 citron, huile d'olive, sel, poivre

Préparation

- Rincer le quinoa et le cuire selon les indications du paquet. Le refroidir en le passant sous l'eau fraîche.
- Éplucher les asperges et les cuire dans une eau bouillante salée pendant quelques minutes. Les garder

croquantes et les refroidir immédiatement dans une eau glacée. Les couper en petits tronçons de 1 cm environ, et réserver au frais.

- Couper les tomates en petits bouts.
- Éplucher le concombre et le découper en petits bouts en veillant à enlever les grains intérieurs.
- Ciseler finement l'oignon. Ciseler toutes les herbes finement.
- Dans un saladier, mélanger le quinoa avec les tomates, le concombre, l'oignon et les herbes. Ajouter délicatement les asperges, 2 cuillerées à soupe d'huile d'olive, un filet de jus de citron. Saler et poivrer.
- Servir bien frais et émietter la feta sur le taboulé au dernier moment.

Salade de pastèque, crevettes et feta

Ingrédients pour 4 personnes

1 kg de pastèque, 20 crevettes cuites, 100 g de feta, 1 c. à s. de menthe, 1 c. à s. de coriandre, ½ c. à c. de piment doux ou fort en poudre, mesclun, 1 citron vert, 1 c. à c. de sucre roux, huile d'olive, sel, poivre

Préparation

- Éplucher les crevettes et les couper en 3.
- Découper la pastèque en petits bouts de 1 à 2 cm.
- Ciseler les herbes finement.

- Dans un saladier, faire une vinaigrette en mélangeant le sucre avec le jus du citron vert et le piment doux ou fort (au choix). Ajouter 2 cuillerées à soupe d'huile d'olive, saler et poivrer. Ajouter les bouts de pastèque, les crevettes et les herbes et bien mélanger pour tout enrober.
- Dans les assiettes, dresser un lit de mesclun, le reste de la préparation et émietter de la feta sur le dessus.
- Servir bien frais et sans attendre.

Salade de roquette, orange, truite fumée et amandes

Ingrédients pour 4 personnes

2 gros filets de truite fumée, 300 g de roquette lavée, 2 à 3 oranges, 40 g d'amandes salées torréfiées, sel, poivre, huile d'olive

Préparation

- Éplucher les oranges. Essayer au maximum de ne pas laisser de membrane blanche sur les quartiers d'orange. Réserver un peu de jus dans un petit bol.
- Émietter grossièrement la truite fumée et réserver.
- Concasser les amandes ou les couper grossièrement au couteau.
- Dans un saladier, faire une vinaigrette en mélangeant 2 cuillerées à soupe d'huile d'olive et le jus d'orange réservé, saler et poivrer.

- Ajouter les quartiers d'orange, la roquette et la truite fumée émiettée. Mélanger délicatement avec les mains.
- Dans les assiettes, dresser le mélange et ajouter quelques amandes concassées sur le dessus.
- Servir bien frais et sans attendre.

Salade de poulet exotique

Ingrédients pour 4 personnes

2 blancs de poulet, 1 mangue mûre mais ferme, 2 avocats, mesclun, 30 g de pignons de pin, 1 c. à s. de coriandre ciselée, le jus d'½ orange, le jus d'1 citron, 1 c. à s. de moutarde à l'ancienne, 1 c. à c. de sucre roux, huile d'olive, sel, poivre

Préparation

- Couper les blancs de poulet en lanières fines, les saler et les poivrer.
- Chauffer une poêle à feu moyen-fort avec un filet d'huile d'olive. Une fois l'huile chaude, faire cuire rapidement les lanières de poulet et les obtenir dorées. Réserver.
- Éplucher la mangue et la découper en quartiers assez fins. Faire de même avec les avocats en les citronnant pour éviter qu'ils ne noircissent.
- Mettre les pignons de pin dans une poêle et les torréfier à feu moyen jusqu'à l'obtention d'une couleur dorée.
- Dans un bol, faire une vinaigrette en mélangeant le sucre roux avec la moutarde, le jus d'orange, 2 cuillerées à

soupe d'huile d'olive. Bien mélanger pour dissoudre le sucre, saler et poivrer.

- Dans les assiettes, dresser une poignée de mesclun, des quartiers d'avocat et de mangue, des lanières de poulet, et arroser de la vinaigrette.
- Ajouter sur le dessus un peu de coriandre ciselée et des pignons de pin.
- Servir sans attendre.

Salade chaude de jambon de pays, œuf mollet, petits pois et fèves

Ingrédients pour 4 personnes

4 œufs à température ambiante, 4 belles tranches de jambon de pays fines, 400 g de petits pois écossés (congelés possible), 400 g de fèves écossées et pelées (congelées possible), 1 c. à s. d'aneth ciselé, 1 c. à s. de menthe ciselée, 1 c. à s. de moutarde à l'ancienne, 1 c. à s. de jus de citron, 1 c. à c. de sucre roux, vinaigre blanc d'alcool, huile d'olive, sel, poivre

Préparation

- Cuire les petits pois dans une grande quantité d'eau bouillante salée en les gardant croquants. Les refroidir immédiatement dans un bain d'eau glacée. Une fois froids, les réserver à température ambiante.

- Cuire les fèves dans une grande quantité d'eau bouillante salée. Les refroidir immédiatement et, si elles ne sont pas pelées, le faire.
- Ciseler les herbes finement.
- Faire bouillir une grande quantité d'eau avec du sel et deux cuillerées à soupe de vinaigre blanc d'alcool.
- Plonger délicatement les œufs et compter 5 à 6 minutes à la reprise de l'ébullition. Les refroidir immédiatement dans un bain d'eau glacée.
- Écaler les œufs.
- Dans un saladier, faire une vinaigrette en mélangeant le sucre roux avec la moutarde, le jus de citron, 2 cuillerées à soupe d'huile d'olive. Bien mélanger pour dissoudre le sucre, saler et poivrer.
- Au moment du service, faire chauffer une poêle à feu moyen et y poser les tranches de jambon pour les obtenir croustillantes, en les retournant afin qu'elles ne brûlent pas. Découper le jambon croustillant en petits bouts.
- Faire bouillir de l'eau et, hors du feu, y plonger les œufs pour les remettre à température.
- Réchauffer de la même façon les petits pois et les fèves, et les mettre dans le saladier de vinaigrette avec les herbes. Bien mélanger.
- Dans les assiettes, dresser les légumes, l'œuf chaud coupé en quartiers et les bouts de jambon. Servir immédiatement.

Tarte provençale

Ingrédients pour 6 personnes

250 g de pâte à tarte salée ou 1 rouleau de pâte brisée, 4 courgettes, 6 échalotes, 4 tomates, 1 petite aubergine, 100 g d'emmental râpé ou de parmesan, 12 olives noires dénoyautées, 1 c. à c. d'herbes de Provence, 2 c. à s. de pesto, 1 c. à c. de concentré de tomates, 2 œufs, 150 g de crème fraîche, huile d'olive, sel, poivre

Préparation

- Préchauffer le four à 180 °C (th. 6).
- Étaler la pâte à tarte dans un moule et cuire à blanc avec des billes de cuisson pendant 15 minutes. Retirer les billes et laisser refroidir.
- Émonder les tomates en les plongeant 30 secondes dans de l'eau bouillante. Les épépiner et les couper en petits bouts. Couper les olives en petits dés.
- Ciseler les échalotes et les faire suer sans coloration avec un filet d'huile d'olive. Ajouter le concentré de tomates et le faire cuire pendant 2 minutes. Ajouter alors les tomates fraîches, assaisonner et laisser compoter pendant 20 minutes.
- Découper les courgettes et l'aubergine en petits dés, et les saisir rapidement à feu vif avec un filet d'huile d'olive en les gardant croquantes.
- Dans un saladier, battre les œufs, ajouter 1 cuillerée à soupe de pesto, la crème fraîche, saler et poivrer.

- Sur la pâte à tarte précuite, étaler la cuillerée à soupe restante de pesto, la compotée de tomates et d'échalotes, les dés d'olives, les légumes cuits croquants. Verser dessus l'appareil à œufs, ajouter le fromage choisi et mettre au four pendant 25 minutes.

Comme une tortilla de pommes de terre

Ingrédients pour 6 personnes

1 kg de pommes de terre charlotte, 1 gros oignon, 3 œufs, 6 petits oignons nouveaux, 15 g de farine T55, 15 g de persil ciselé finement, huile d'olive, sel, poivre

Préparation

- Ciseler finement l'oignon. Ciseler également les petits oignons nouveaux et une partie du vert.
- Éplucher les pommes de terre et les râper avec une râpe à gros trous. Mettre les pommes de terre dans un torchon et serrer fortement pour retirer l'excédent d'eau.
- Dans un saladier, battre les 3 œufs entiers, saler, poivrer et ajouter l'oignon, les oignons nouveaux, les pommes de terre, la farine et le persil ciselé.
- Préchauffer le four à 200 °C.
- Dans une grande poêle pouvant aller au four, faire chauffer une cuillerée à soupe d'huile d'olive à feu moyen.

- Une fois l'huile chaude, ajouter le mélange dans la poêle, bien répartir la préparation et poser un couvercle. Faire cuire pendant une dizaine de minutes en remuant régulièrement la poêle.
- Au bout des 10 minutes, mettre la poêle au four sans couvercle pendant encore 5 à 10 minutes, selon l'épaisseur de votre tortilla, jusqu'à l'obtention d'une tortilla bien dorée.
- Accompagner d'une salade de tomates.

Galettes de courgettes, sauce au yaourt

Ingrédients pour 6 personnes

500 g de courgettes , 1 oignon, 2 œufs, 50 g de Maïzena, 20 g de menthe ciselée, 20 g de persil ciselé, huile d'olive, sel, poivre

Sauce au yaourt

1 yaourt nature grec, 1 c. à c. de jus de citron, 5 feuilles de menthe ciselées, sel, poivre

Préparation

- Ciseler finement l'oignon et le faire suer à feu doux.
- Couper les extrémités des courgettes. Garder la peau et les râper avec une râpe à gros trous. Mettre les courgettes dans une passoire avec du gros sel pendant 30 minutes. Bien essorer ensuite les courgettes avec un torchon ou du Sopalin pour enlever l'excédent d'eau.

- Préparer la sauce au yaourt. Mélanger le yaourt avec le jus de citron, la menthe ciselée, du sel et du poivre. Réserver au frais.
- Dans un saladier, battre les 2 œufs entiers, saler, poivrer et ajouter les courgettes, l'oignon sué, les herbes ciselées et la Maïzena. Bien mélanger.
- Dans une grande poêle, faire chauffer une belle cuillerée à soupe d'huile d'olive à feu moyen-fort.
- Une fois l'huile chaude, déposer des tas assez fins de la préparation à base de courgettes pour former des galettes. Faire cuire environ 2 minutes de chaque côté. Sortir les galettes et les poser sur un Sopalin pour enlever l'excédent d'huile.
- Servir les galettes chaudes ou tièdes avec la sauce au yaourt.

Tian de légumes

Ingrédients pour 4 personnes

2 oignons, 4 courgettes, 2 aubergines, 6 tomates, 2 c. à s. de basilic ciselé, huile d'olive, sel, poivre

Préparation

- Préchauffer le four à 180 °C (th. 6).
- Émincer finement les oignons et les faire suer dans une poêle à feu doux avec du sel.
- Laver les légumes et les couper en tranches de même épaisseur.

- Dans un plat allant au four, déposer le lit d'oignons cuits et disposer les rondelles de légumes assez serrées debout et en alternant un légume à la fois : courgette, tomate, aubergine, jusqu'à épuisement.
- Une fois le plat garni, saler, poivrer, ajouter 1 cuillerée à soupe de basilic ciselé et arroser d'un filet d'huile d'olive.
- Faire cuire pendant 1 heure environ.
- À la sortie du four, ajouter la cuillerée à soupe de basilic restante.
- Ce plat peut se déguster chaud, tiède ou froid et accompagne très bien une viande ou un poisson simplement grillé.

Tomates farcies végétariennes

Ingrédients pour 4 personnes

300 g de riz cuit (complet, thaï, etc.), 8 tomates mûres, 2 oignons, 1 poivron rouge, 50 g d'amandes émondées, 20 g de raisins secs , 1 c. à s. de menthe fraîche ciselée, 1 c. à s. de persil frais ciselé, huile d'olive, sel, poivre

Préparation

- Torréfier les amandes dans une poêle à sec à feu doux. Les concasser et les laisser refroidir.
- Mettre les raisins secs dans un petit bol d'eau tiède.
- Ciseler les oignons et les faire suer avec un peu d'huile d'olive à feu doux.

- Éplucher le poivron, le couper en petits dés et le faire revenir à feu moyen-fort dans un peu d'huile d'olive.
- Laver les tomates, en couper le haut et, avec une cuillère, vider l'intérieur des tomates. Les disposer dans un plat allant au four.
- Récupérer la chair des tomates, mixer et passer au tamis pour enlever les pépins.
- Une fois les oignons sués, mettre cette pulpe de tomates à revenir quelques minutes jusqu'à l'obtention d'une compotée.
- Hors du feu, ajouter le riz cuit, les amandes concassées, les herbes ciselées, le poivron cuit, les raisins secs réhydratés, le sel et le poivre.
- Saler l'intérieur des tomates et les remplir de la farce obtenue. Verser sur les tomates un filet d'huile d'olive et mettre dans le plat un verre d'eau.
- Préchauffer le four à 180 °C (th. 6). Mettre le plat au four entre 40 et 50 minutes selon la taille des tomates.

Crumble de légumes

Ingrédients pour 4 personnes

6 grosses courgettes, 2 oignons, 4 tomates, 1 poivron rouge, 1 petite aubergine, 1 c. à s. de basilic ciselé, mesclun, huile d'olive, sel, poivre

Il est possible d'utiliser un mélange de légumes grillés surgelés.

Pâte à crumble

60 g de farine, 50 g de beurre doux bien froid, 60 g de parmesan, sel

Préparation

- Ciseler les oignons.
- Découper les courgettes et l'aubergine en petits dés.
- Éplucher le poivron, le découper en petits dés également.
- Couper les tomates en quartiers, les épépiner.
- Dans une grande sauteuse, mettre un bon filet d'huile d'olive et cuire les oignons à feu moyen en remuant constamment pour éviter qu'ils ne brûlent.
- Ajouter le poivron et l'aubergine et faire sauter pendant 4 à 5 minutes.
- Ajouter alors les courgettes et les tomates, le basilic, bien mélanger et laisser cuire pendant 15 minutes en remuant régulièrement. Saler et poivrer.
- Dans le cas de l'utilisation d'un mélange de légumes surgelés, suivre les indications du sachet pour les décongeler et les émincer en petits dés.
- Pendant la cuisson des légumes, préparer le crumble en mélangeant du bout des doigts la farine, le parmesan, une pointe de sel et le beurre, jusqu'à l'obtention d'une texture sableuse.
- Préchauffer le four à 180 °C (th. 6).
- Une fois les légumes cuits, les disposer dans un plat allant au four et déposer sur le dessus le crumble.
- Mettre au four pour 20 à 30 minutes, jusqu'à l'obtention d'un crumble doré et croustillant.

- Accompagner ce crumble d'une petite salade de mesclun.

Cannellonis aux épinards et à la ricotta

Ingrédients pour 4 personnes

1 boîte de cannellonis, 1 kg d'épinards frais ou 500 g d'épinards hachés surgelés, 1 oignon, 400 g de sauce tomate (recette de base), 300 g de béchamel, 250 g de ricotta, 50 g de parmesan, huile d'olive, sel, poivre

Préparation

- En cas d'utilisation d'épinards frais, les laver et enlever les grosses côtes. Cuire dans une eau bouillante salée pendant quelques minutes. Les refroidir rapidement, les presser avec les mains pour en extraire toute l'eau.
- Hacher les épinards au couteau grossièrement
- Ciseler l'oignon et le faire revenir dans un filet d'huile d'olive. Une fois qu'il est fondu, ajouter les épinards hachés (ou les épinards congelés) et bien mélanger.
- Hors du feu, ajouter à ce mélange la ricotta. Saler et poivrer.
- Mélanger la béchamel et la sauce tomate.
- Préchauffer le four à 180 °C (th. 6).
- Dans un plat allant au four, déposer un lit de sauce.
- Remplir les tubes de cannellonis avec le mélange épinards-ricotta.

- Poser les cannellonis garnis sur le lit de sauce et mettre une nouvelle couche de sauce sur le dessus. Saupoudrer de parmesan.
- Cuire au four pendant environ 25 minutes et servir très chaud.

Gratin de saumon et pommes de terre

Ingrédients pour 4 personnes

6 pommes de terre charlotte, 500 g de filet de saumon sans peau, 300 g de crème fraîche liquide, 3 c. à s. d'aneth ciselé, mesclun, 1 c. à s. de jus de citron, huile d'olive, sel, poivre

Préparation

- Préchauffer le four à 180 °C (th. 6).
- Éplucher les pommes de terre et les trancher très finement en rondelles (mandoline, robot, couteau).
- Couper le filet de saumon en tranches.
- Dans un bol, mélanger la crème fraîche, l'aneth, le sel et le poivre.
- Dans un plat allant au four, alterner les tranches de pommes de terre et le saumon.
- Ajouter sur le dessus le mélange à base de crème et faire cuire pendant environ 45 minutes.
- Servir ce gratin avec le mesclun simplement assaisonné à l'huile d'olive et au jus de citron.

Gratin de poireaux et jambon

Ingrédients pour 4 personnes

400 g de pâtes crues (au choix : macaronis, coquillettes, farfalle, complètes, semi-complètes), 1 kg de poireaux, 200 g de jambon blanc à l'os, 200 g de crème fraîche liquide, 100 g d'emmental râpé (ou de comté), 40 g de beurre, sel, poivre

Préparation

- Émincer finement les poireaux.
- Dans une grande sauteuse, faire fondre le beurre à feu doux à moyen. Quand le beurre commence à crépiter, ajouter immédiatement les poireaux, saler ; mélanger rapidement pour enrober les poireaux de beurre et mettre le couvercle. Secouer la sauteuse régulièrement pour éviter que les poireaux n'accrochent et les cuire environ 20 minutes à feu doux afin de les obtenir fondants.
- Pendant la cuisson des poireaux, cuire les pâtes dans une eau bouillante salée le temps indiqué sur le paquet. Les égoutter.
- Découper grossièrement le jambon en lanières.
- Préchauffer le four à 180 °C (th. 6).
- À la fin de la cuisson des poireaux, ajouter la crème liquide, les pâtes cuites, bien mélanger et vérifier l'assaisonnement.
- Dans un plat allant au four, alterner le mélange de poireaux avec des lanières de jambon.

- Ajouter l'emmental râpé (ou le comté) sur le dessus et cuire au four pendant 10 à 15 minutes, juste le temps que le fromage gratine.

Cuisse de dinde aux carottes et au miel

Ingrédients pour 6 personnes

1 belle cuisse de dinde (1 kg), 1 kg de carottes, 2 oignons, 2 c. à s. de miel, 2 c. à s. de sauce soja, 2 c. à s. de moutarde à l'ancienne, 1 l de fond blanc de volaille (recette de base), huile d'olive, sel

Préparation

- Préchauffer le four à 180 °C (th. 6).
- Dans un bol, mélanger le miel, la moutarde à l'ancienne et la sauce soja.
- Éplucher les carottes et les couper en rondelles fines.
- Réchauffer le fond blanc de volaille.
- Dans une cocotte passant au four, faire chauffer un filet d'huile d'olive à feu fort et saisir la cuisse de dinde pendant quelques minutes de chaque côté pour obtenir une belle coloration dorée. Sortir la cuisse de dinde et la réserver. À la place de la dinde, faire suer les oignons ciselés.
- Badigeonner la cuisse de dinde avec le mélange à base de miel et la poser sur le lit d'oignons.

- Ajouter les carottes en rondelles autour, verser le fond blanc de volaille dans la cocotte, couvrir et faire cuire au four pendant 1 heure.
- Après cette cuisson, récupérer la dinde et les carottes et faire réduire la sauce. Réchauffer au moment du service la dinde et les carottes dans la sauce.

Curry de crevettes aux légumes

Ingrédients pour 4 personnes

20 grosses crevettes crues, 400 g de lait de coco, 300 g de fond blanc de volaille (recette de base), 200 g de haricots verts, 1 boîte de minimaïs, 1 tête de brocoli, 1 poivron rouge, 1 oignon, 1 c. à s. de pâte de curry (celle que vous préférez, rouge, jaune, verte), 2 c. à s. de sauce de poisson, 2 c. à s. de sucre roux, 1 cm de gingembre, 2 c. à s. de coriandre ciselée, 1 c. à s. de jus de citron vert, huile d'olive

Préparation

- Peler et découper en petites lanières le poivron.
- Ciseler l'oignon finement.
- Équeuter les haricots verts et les couper en deux.
- Couper le brocoli en petits bouts.
- Découper les minimaïs en deux.
- Peler et râper le gingembre.
- Éplucher et enlever la veine centrale des crevettes.
- Dans un wok ou une grande sauteuse, faire suer l'oignon. Augmenter le feu et ajouter le gingembre râpé,

la pâte de curry et cuire pendant 1 à 2 minutes. Le mélange doit embaumer. Ajouter alors le lait de coco et le fond blanc de volaille. Porter à ébullition, ajouter alors le sucre roux et la sauce de poisson.

- Ajouter ensuite le poivron rouge et les brocolis. Après 3 minutes, ajouter les haricots verts et les minimaïs et cuire pendant encore 5 minutes. Réserver.
- Au moment du service, porter à ébullition la nage et y plonger les crevettes pendant 3 minutes.
- Verser le jus de citron vert et servir aussitôt dans des assiettes creuses.
- Parsemer de coriandre fraîche.

Risotto printanier aux crevettes

Ingrédients pour 4 personnes

200 g de riz cru arborio ou carnaroli (soit 50 g par personne), 1 l de bouillon de volaille, 50 g de parmesan râpé, 50 g de mascarpone, 20 cl de vin blanc, 1 oignon doux des Cévennes, 200 g de petits pois écossés, 200 g de fèves écossées, 12 crevettes, huile d'olive, sel, poivre

Préparation

- Faire cuire les petits pois à l'anglaise dans un gros volume d'eau salée. Les garder *al dente* et les rafraîchir immédiatement dans une eau glacée.
- Faire la même chose pour les fèves. Une fois qu'elles sont refroidies, enlever la peau.

- Saler les crevettes avant cuisson, les poêler rapidement dans un peu d'huile d'olive.
- Chauffer le bouillon de volaille.
- Ciseler finement l'oignon doux et le faire suer avec de l'huile d'olive et une pincée de sel dans une grande sauteuse à feu moyen.
- Une fois que l'oignon a bien fondu, ajouter le riz et mélanger de bas en haut pour *nacrer* le riz.
- Quand le riz est bien chaud, monter le feu à température assez forte, aplanir le riz et ajouter du vin blanc à hauteur, sans jamais arrêter de mélanger de bas en haut.
- Dès que le vin a réduit, ajouter une louche de bouillon de volaille tout en remuant le riz de bas en haut. Une fois que le riz a absorbé presque tout le bouillon, verser de nouveau une louche de bouillon et laisser cuire pendant 16 à 20 minutes (le temps de cuisson est à ajuster en fonction du type de riz).
- Une fois le riz cuit et encore *al dente*, ajouter les légumes, le parmesan et le mascarpone, et assaisonner. Le risotto doit être encore crémeux. Sortir du feu et couvrir pendant 1 minute.
- Remettre à température les crevettes en les passant rapidement à la poêle.
- Dans une assiette creuse, déposer une belle louche de risotto et dresser harmonieusement trois crevettes par personne.

RECETTES SUCRÉES

Tarte au citron meringuée avec ou sans gluten

Ingrédients pour 8 personnes

1 pâte sablée avec ou sans gluten, 2 citrons (environ 100 g de jus), le zeste d'1 citron , 4 œufs, 200 g de sucre, 140 g de beurre, 1 feuille de gélatine de 2 g, 3 blancs d'œufs, 70 g de sucre

Préparation

- Préchauffer le four à 180 °C (th. 6).
- Étaler la pâte à tarte dans un moule et cuire à blanc avec des billes de cuisson pendant 15 minutes.
- Sortir la pâte du four et retirer les billes de cuisson.
- Finir de cuire le fond de tarte pendant environ 10 minutes, jusqu'à l'obtention d'une belle coloration dorée.
- Sortir du four et laisser refroidir.
- Mettre la feuille de gélatine dans de l'eau froide pour la réhydrater.
- Mettre dans une casserole le jus et le zeste de citron, les œufs et le sucre.
- Mélanger au fouet et mettre sur feu moyen jusqu'à ce que le mélange épaississe, en veillant à fouetter continuellement pour ne pas que cela accroche.

- Une fois le mélange épaissi, continuer à mélanger pendant 1 minute sur le feu.
- Débarrasser dans un saladier et ajouter la feuille de gélatine. Faire refroidir.
- Une fois la crème refroidie, ajouter le beurre froid coupé en morceaux et mixer avec un mixeur plongeant pour émulsionner le tout.
- Une fois la pâte refroidie et le crémeux au citron froid, verser le crémeux sur la pâte.
- Préparer la meringue.
- Monter les blancs en neige en les serrant avec le sucre.
- Mettre la meringue dans une poche à douille.
- Pocher la meringue sur la tarte au citron froide et la faire dorer soit avec un chalumeau soit sous le gril du four pendant quelques minutes.

Soufflés au Grand Marnier

Ingrédients pour 4 personnes

Crème pâtissière :

260 g de lait, 4 jaunes d'œufs, 40 g de sucre, 20 g de fécule de pommes de terre, 20 g de Grand Marnier, zestes d'une demi-orange

Meringue :

6 blancs d'œufs, 40 g de sucre

Beurre, sucre roux

Préparation

- Faire une crème pâtissière.

- Dans une casserole, faire chauffer le lait avec les zestes d'orange et porter à ébullition.
- Pendant ce temps, fouetter les jaunes d'œufs avec la fécule de pommes de terre et le sucre. Blanchir la préparation.
- Verser le lait bouillant sur la préparation précédente en mélangeant rapidement pour éviter de cuire les jaunes.
- Remettre toute la préparation dans la casserole et, tout en continuant à fouetter énergiquement, porter à ébullition.
- Sortir immédiatement du feu, ajouter le Grand Marnier et débarrasser dans un saladier.
- Monter les blancs d'œufs en neige et les serrer fortement avec le sucre.
- Ajouter dans la crème pâtissière encore chaude un tiers de la meringue en fouettant vigoureusement. Ajouter la meringue restante délicatement.
- Préchauffer le four à 190 °C.
- Beurrer des moules à soufflé et passer du sucre roux à l'intérieur. Ôter l'excédent de sucre en tapotant délicatement les moules.
- Remplir les moules de la préparation et lisser le dessus. Avec le pouce, creuser un sillon sur le haut du moule.
- Enfourner pendant environ 8 minutes.

Mousse au chocolat

Ingrédients pour 6 personnes

10 cl de lait demi-écrémé, 10 cl de crème liquide , 200 g de chocolat noir (minimum 64 % de cacao), 30 g de sucre, 5 blancs d'œufs, 1 jaune d'œuf

Préparation

- Hacher le chocolat et le mettre dans un saladier.
- Faire bouillir le lait et la crème.
- Verser le liquide bouillant sur le chocolat et mélanger à la maryse du centre vers l'extérieur pour bien créer une émulsion et faire une ganache.
- Ajouter le jaune d'œuf et bien mélanger au fouet.
- Monter les blancs en neige avec une pincée de sel et les serrer fortement avec le sucre.
- Mélanger énergiquement au fouet un tiers des blancs à l'appareil au chocolat pour le détendre, puis ajouter le reste délicatement en évitant de casser les blancs.
- Garder au frais pendant au moins 2 heures.

Mœlleux coulant au chocolat, cœur de praliné

Ingrédients pour 6 personnes

100 g de chocolat noir à forte teneur en cacao, 80 g de sucre, 70 g de beurre, 3 œufs, 20 g de Maïzena, 4 c. à s. de pâte de praliné

Beurre, sucre roux

Préparation

- Préchauffer le four à 180 °C.
- Faire fondre le chocolat avec le beurre.
- Mélanger les œufs entiers avec le sucre pendant 5 minutes. Ajouter le chocolat et le beurre fondus et bien émulsionner pendant 5 minutes de nouveau.
- Tamiser la Maïzena et l'incorporer au mélange.
- Beurrer des moules individuels, les sucrer et les tapoter pour enlever l'excédent.
- Remplir les moules au tiers avec la préparation et déposer 1 cuillère à soupe de pâte de praliné.
- Finir de garnir les moules et mettre au four pour 8 à 10 minutes selon la taille des moules.
- Déguster rapidement.

Financiers pistache

Ingrédients pour 40 minifinanciers

100 g de beurre, 110 g de sucre glace, 57 g de poudre d'amandes, 33 g de farine de riz (ou de Maïzena), 100 g de blancs d'œufs, 20 g de pâte de pistache

Préparation

- Préchauffer le four à 180 °C.
- Faire chauffer le beurre à feu moyen jusqu'à l'obtention d'une belle couleur noisette et le filtrer au travers d'une passoire fine.
- Mélanger les poudres ensemble, puis ajouter le beurre noisette à 55-60 °C à la maryse.
- Ajouter les blancs d'œufs, puis la pâte de pistache.
- Remplir des moules à minifinanciers pas tout à fait à hauteur. Tapoter et faire cuire pendant environ 8 minutes.
- Saupoudrer les financiers refroidis de sucre glace, mettre au centre un peu de confiture de framboises et poser une petite tranche de framboise au centre.

Crêpes Suzette avec ou sans gluten

Ingrédients pour 4 personnes

Pâte à crêpes :

100 g de farine, 20 g de sucre, 2 œufs, 25 cl de lait, 25 g de beurre, 1 pincée de sel

Pâte à crêpes sans gluten :

90 g de farine de riz, 40 g de Maïzena, 2 œufs, 25 cl de lait, 20 g de sucre, 25 g de beurre, pincée de sel

Beurre d'orange :

100 g de sucre, 3 oranges, 1 citron jaune, 10 cl de Grand Marnier, 50 g de beurre

Préparation

Pâte à crêpes :

- Dans un saladier, tamiser la farine. Faire un creux au milieu et y mettre le sel, le sucre et les œufs. Avec un fouet, mélanger du centre vers l'extérieur.
- Ajouter la moitié du lait et fouetter vivement pour obtenir un mélange très lisse.
- Faire chauffer le beurre jusqu'à l'obtention d'une couleur noisette et l'ajouter à la préparation.
- Verser le lait restant et bien mélanger. Réserver.

Pour la pâte à crêpes sans gluten :

- Faire chauffer le lait, ajouter le beurre et laisser tiédir.

- Tamiser les farines dans un saladier, faire un creux au centre et y mettre le sel, le sucre et les œufs. Avec un fouet, mélanger du centre vers l'extérieur.
- Verser le lait et le beurre tiède et fouetter jusqu'à l'obtention d'un appareil bien lisse.

- Graisser une poêle à crêpes et la faire chauffer à feu moyen-fort. Faire cuire vos crêpes et les réserver au chaud sur une assiette.
- Pour le beurre d'orange, récupérer le jus du citron et de deux oranges. Lever les suprêmes de la troisième orange en enlevant la membrane blanche. Découper les suprêmes en deux.
- Dans une grande sauteuse, faire caraméliser le sucre, ajouter les jus et faire réduire de moitié. Ajouter le beurre.
- Passer chaque crêpe dans le beurre d'orange, les plier en quatre, verser le Grand Marnier et les faire flamber.
- Dresser deux crêpes par assiette, des suprêmes d'orange et un peu du beurre d'orange.

Crème brûlée à la vanille

Ingrédients pour 6 personnes

6 jaunes d'œufs, 90 g de sucre, 1 à 2 gousses de vanille, 30 cl de lait entier, 30 cl de crème liquide

Caramélisation

100 g de cassonade

Préparation

- Préchauffer le four à 110 °C.
- Faire bouillir le lait avec les gousses de vanille coupées en deux et grattées.
- Sortir du feu et laisser infuser 10 minutes avec un film étirable.
- Verser le lait infusé sur la crème froide.
- Mélanger les jaunes avec le sucre sans incorporer d'air, et verser le mélange de crème et de lait sur les œufs. Enlever la gousse de vanille et la réserver pour un autre usage.
- Filtrer l'appareil pour éviter d'avoir trop de mousse. Verser l'appareil à crème dans des moules sur une hauteur maximale de 1 cm.
- Faire cuire les crèmes environ 25 minutes (sans bain-marie). Le centre de la crème doit être encore légèrement tremblotant, mais le pourtour doit être pris.
- Laisser refroidir complètement et réserver au réfrigérateur.

- Au moment de servir, saupoudrer la cassonade sur les crèmes en une couche uniforme juste assez épaisse pour que l'on ne voie plus la crème. Brûler la crème avec un chalumeau en partant du centre vers l'extérieur.
- Il est possible de caraméliser la crème sous le gril du four : dans ce cas, bien laisser refroidir la crème à température ambiante, mais surtout ne pas mettre la crème brûlée caramélisée au réfrigérateur, le caramel fondrait et perdrait son croustillant.

Cheesecake avec ou sans gluten

Ingrédients pour 6 personnes

1 paquet de sablés bretons de 125 g (pour la version sans gluten, utiliser vos sablés préférés), 1 pot de mascarpone, 1 pot de fromage frais nature, 3 œufs, 60 g de sucre en poudre, 30 g de Maïzena, 1 c. à s. de vanille liquide, 20 g de beurre

Coulis de framboises :

250 g de framboises, 40 g de sucre, 4 c. à s. d'eau

Préparation

- Préchauffer le four à 180 °C.
- Faire fondre le beurre.
- Mixer les sablés pour obtenir une poudre et ajouter le beurre fondu.
- Étaler cette préparation dans un moule à charnière sur un papier sulfurisé en tassant bien.
- Mettre au four pendant 10 minutes.

- Pendant ce temps, mélanger au fouet électrique le fromage frais nature et le mascarpone pendant 5 minutes. Ajouter la vanille liquide, le sucre et fouetter jusqu'à l'obtention d'un mélange bien mousseux. Ajouter les œufs un par un, puis la Maïzena sans trop fouetter.
- Baisser le four à 160 °C.
- Verser l'appareil sur la base biscuitée et faire cuire environ 50 minutes.
- Pour le coulis de framboises, mixer les fruits et les passer au tamis pour enlever les pépins. Ajouter l'eau et le sucre et bien mélanger.
- Sortir le cheesecake du four, le laisser refroidir et le mettre au réfrigérateur quelques heures avant le service.
- Servir le cheesecake bien frais avec le coulis de framboises très frais lui aussi.

Tiramisu aux fraises

Ingrédients pour 6 personnes

250 g de mascarpone, 5 œufs, 50 g de sucre, 300 g de biscuits à la cuillère (vos préférés), 1 kg de fraises lavées, 100 g de sucre, 100 g d'eau, 1 c. à s. de jus de citron

Préparation

- Découper en petits bouts les fraises.
- Cuire 500 g de fraises avec 100 g de sucre, l'eau et le jus de citron pendant 20 minutes environ.

- Mixer cette préparation, la passer au tamis pour enlever les pépins de fraise et la réserver au frais.
- Clarifier les œufs (séparer les blancs des jaunes).
- Avec un fouet électrique, mélanger les jaunes d'œufs avec 25 g de sucre. Quand le mélange est bien mousseux, ajouter le mascarpone et fouetter pendant 5 minutes.
- Monter les blancs en neige et les serrer avec les 25 g de sucre restants.
- Incorporer au fouet un tiers des blancs en mélangeant vivement pour détendre l'appareil, puis finir d'ajouter les blancs restants délicatement pour obtenir une consistance mousseuse.
- Tremper les biscuits dans le jus de fraise rapidement.
- Déposer dans des verres individuels ou un grand plat une couche de biscuits imbibés, des fraises coupées, une couche de mousse de mascarpone. Répéter l'opération une fois.
- Réserver au frais pendant au moins 2 heures.
- Au moment de servir, finir la décoration en posant quelques fraises fraîches sur la mousse de mascarpone et verser un filet de jus de fraise.
- Servir immédiatement.

RÉFÉRENCES

Anadon A. et al.: Probiotics for animal nutrition in the European Union. Regulation and safety assessment. Regul Toxicol Pharmacol, 2006; 45: 91-95.

Anderson J.L. et al.: Systematic review: faecal microbiota transplantation in the management of inflammatory bowel disease. Aliment Pharmacol Ther, 2012; 36: 503-16.

Andrews P.J. et al.: Chronic constipation reversed by restoration of bowel flora. A case and a hypothesis. Eur J Gastroenterol Hepatol, 1992; 4: 245-7.

Angekakis D., Raoult D.: The Increase of *Lactobacillus* Species in the Gut Flora of Newborn Broiler Chicks and Ducks Is Associated with Weight Gain. PLoS One, 2010; 4(5): e10463.

Aroniadis O. et al.: Long-Term Follow-up Study of Fecal Microbiota Transplantation (FMT) for Severe or Complicated *Clostridium difficile* Infection (CDI). Gastroenterology, 2013; 144: S185.

Arumugam M. et al.: Enterotypes of the human gut microbiome. Nature, 2011 May 12; 473(7346): 174-80.

Asgari M.M. et al.: Antioxidant supplementation and risk of incident melanomas: results of a large prospective cohort study. Arch Dermatol, 2009; 145(8): 879-882.

Bakken J.S. et al.: Treating *Clostridium difficile* infection with fecal microbiota transplantation. Clin Gastroenterol Hepatol, 2011; 9: 1044-9.

Barrett J.S. et al.: Dietary poorly absorbed, short-chain carbohydrates increase delivery of water and fermentable substrates to the proximal colon. Aliment Pharmacol Ther, 2010; 31: 874-882.

Beaugerie L. et al.: Impact of cessation of smoking on the course of ulcerative colitis. Am J Gastroenterol, 2001; 96: 2113-16.

Berger M.M., Shenkin A.: Vitamins and trace elements: practical aspects of supplementation. Nutrition, 2006; 22(9): 952-5.

Biesiekierski J.R. et al.: Gluten causes gastrointestinal symptoms in subjects without celiac disease: a double-blind randomized placebo-controlled trial. Am J Gastroenterol, 2011; 106: 508-514.

Bijkerk C.J. et al.: Systematic review: the role of different types of fibre in the treatment of irritable bowel syndrome. Aliment Pharmacol Ther, 2004; 19: 245-251.

Blasco-Baquea V. et al.: La thérapie métabolique à l'interface entre l'homme et le microbiote intestinal. Annales Pharmaceutiques Françaises, 2013; 71: 34-41.

Bohmer C.J., Tuynman H.A.: The effect of a lactose-restricted diet in patients with a positive lactose tolerance test, earlier diagnosed as irritable bowel syndrome: a 5-year follow-up study. Eur J Gastroenterol Hepatol, 2001; 13: 941-944.

Bonfrate L. et al.: Microbiota in health and irritable bowel syndrome: current knowledge, perspectives and therapeutic options. Scand J Gastroenterol, 2013; 48: 995-1009.

Borody T.J. et al.: Treatment of severe constipation improves Parkinson's Disease (PD) symptoms. Am J Gastroenterol, 2009; S999.

Borody T.J., Campbell, J.: Fecal microbiota transplantation: current status and future directions. Expert Review of Gastroenterology & Hepatology, 2011; 5: 653-5.

Borody T.J., Campbell J.: Fecal microbiota transplantation: techniques, applications, and issues. Gastroenterol Clin North Am, 2012; 41: 781-803.

Bouchoucha M. et al.: Is the colonic response to food different in IBS in contrast to simple constipation or diarrhea without abdominal pain? Dig Dis Sci, 2011; 56: 2947-2956.

Brandt L.J. et al.: Long-term follow-up of colonoscopic fecal microbiota transplant for recurrent *Clostridium difficile* infection. Am J Gastroenterol, 2012; 107: 1079-87.

Cani P.D. et al.: Involvement of gut microbiota in the development of low grade inflammation and type 2 diabetes associated with obesity. Gut Microbes, 2012; 3: 279-88.

Cano N. et al.: Traité de nutrition artificielle de l'adulte. Springer 3e éd., 2007.

Charles M.A. et al.: Prevalence of obesity in adults in France: the situation in 2000 established from the ObÉpi Study. Ann Endocrinol (Paris), 2002 Apr; 63(2 Pt 1): 154-8.

Charles M.A. et al.: Monitoring the obesity epidemic in France: the ObÉpi surveys 1997-2006. Obesity (Silver Spring), 2008 Sep; 16(9): 2182-6.

Cotillard A. et al.: Dietary intervention impact on gut microbial gene richness. Nature, 2013 Aug 29; 500(7464): 585-8.

Danese S.: New therapies for inflammatory bowel disease: from the bench to the bedside. Gut, 2012 Jun; 61(6): 918-32.

Dapoigny M.: Syndrome de l'intestin irritable: épidémiologie/poids économique. Gastroenterol Clin Biol, 2009 Feb; 33 Suppl 1: S3-8.

De Wouters T. et al.: Does our food (environment) change our gut microbiome ('in-vironment'): a potential role for inflammatory bowel disease? Dig Dis, 2012; 30 Suppl 3: 33-9.

Dominguez-Bello M. G. et al.: Delivery mode shapes the acquisition and structure of the initial microbiota across multiple body habitats in newborns. Proc Natl Acad Sci USA, 2010 June 29; 107(26): 11971-11975.

Ducrotté P.: Options thérapeutiques médicamenteuses et diététiques actuelles. Gastroenterol Clin Biol, 2009; 33 Suppl 1: S68-78.

Eckburg P.B. et al.: Diversity of the human intestinal microbial flora. Science, 2005 Jun 10; 308: 1635-8.

Eiseman B. et al.: Fecal enema as an adjunct in the treatment of pseudomembranous enterocolitis. Surgery, 1958; 44: 854-9.

FAO/WHO Working Group Report on Drafting Guidelines for the Evaluation of Probiotics in Food. London, Ontario, Canada, April 30 and May 1, 2002.

Finegold S. et al.: Gastrointestinal microflora studies in late onset autism. Clin Infect Dis, 2002; 35: S6-16.

Food and Nutrition Board, Institute of Medicine : Dietary Reference Intakes for Thiamin, Riboflavin, Niacin, Vitamin B6, Folate, Vitamin B12, Pantothenic Acid, Biotin, and Choline, 2000.

Ford A.C. et al.: Effect of fibre, antispasmodics, and peppermint oil in the treatment of irritable bowel syndrome: systematic review and meta-analysis. BMJ, 2008; 337: a2313.

Ford A.C., Talley N.J.: IBS in 2010: advances in pathophysiology, diagnosis and treatment. Nat Rev Gastroenterol Hepatol, 2011; 8: 76-78.

Fumery M. et al.: Intérêt et technique de la transplantation fécale. Journal des antiinfectieux. Sous presse, 2013.

Gasbarrini A. et al.: New insights into the pathophysiology of IBS: intestinal microflora, gas production and gut motility. Eur Rev Med Pharmacol Sci, 2008; 12 Suppl 1: 111-117.

Girardin M., Seidman E.G.: Indications for the use of probiotics in gastrointestinal diseases. Dig Dis, 2011; 29: 574-87.

Gough E. et al.: Systematic review of intestinal microbiota transplantation (fecal bacteriotherapy) for recurrent *Clostridium difficile* infection. Clin Infect Dis, 2011; 53: 994-1002.

Grehan M.J. et al.: Durable alteration of the colonic microbiota by the administration of donor fecal flora. J Clin Gastroenterol, 2010; 44: 551-61.

Guyonnet D. et al.: Effect of a fermented milk containing *Bifidobacterium animalis* DN-173 010 on the health-related quality of life and symptoms in irritable bowel syndrome in adults in primary care: a multicentre, randomized, double-blind, controlled trial. Aliment Pharmacol Ther, 2007; 26: 475-486.

Hamilton M.J. et al.: Standardized frozen preparation for transplantation of fecal microbiota for recurrent *Clostridium difficile* infection. Am J Gastroenterol, 2012; 107: 761-7.

Heizer W.D. et al.: The role of diet in symptoms of irritable bowel syndrome in adults: a narrative review. J Am Diet Assoc, 2009; 109: 1204-1214.

Hercberg S. et al.: The SU.VI.MAX Study: a randomized, placebo-controlled trial of the health effects of antioxidant vitamins and minerals. Arch Intern Med, 2004; 164(21): 2335-2342.

Hercberg S. et al.: Antioxidant supplementation increases the risk of skin cancers in women but not in men. J Nutr, 2007; 137(9): 2098-2105.

Hercberg S. et al.: Tell me what your blood beta-carotene level is, I will tell you what your health risk is! The viewpoint of the SUVIMAX researchers. Ann Nutr Metab, 2009; 54(4): 310-2.

Huang Z. et al.: The role of selenium in inflammation and immunity: from molecular mechanisms to therapeutic opportunities. Antioxid Redox Signal, 2012; 16(7): 705-43.

Joly F. et al.: Morphological adaptation with preserved proliferation/transporter content in the colon of patients with short bowel syndrome. Am J Physiol Gastrointest Liver Physiol, 2009; 297: G116-23.

Jumpertz R. et al.: Energy-balance studies reveal associations between gut microbes, caloric load, and nutrient absorption in humans. Am J Clin Nutr, 2011 Jul; 94(1): 58-65.

Kassam Z. et al.: Fecal microbiota transplantation for *Clostridium difficile* infection: systematic review and meta-analysis. Am J Gastroenterol, 2013; 108: 500-8.

Khoruts A. et al.: Changes in the composition of the human fecal microbiome after bacteriotherapy for recurrent *Clostridium difficile*-associated diarrhea. J Clin Gastroenterol, 2010; 44: 354-60.

Koenig J.E. et al.: Succession of microbial consortia in the developing infant gut microbiome. Proc Natl Acad Sci USA, 2011 Mar 15; 108 Suppl 1: 4578-85.

Lagrotteria D. et al.: Prospective, randomized inpatient study of oral metronidazole versus oral metronidazole and rifampin for treatment of primary episode of *Clostridium difficile*-associated diarrhea. Clin Infect Dis, 2006; 43: 547-52.

Larsen N. et al.: Gut Microbiota in Human Adults with Type 2 Diabetes Differs from Non-Diabetic Adults. PLoS One, 2010; 5(2): e9085.

Le Chatelier E. et al.: Richness of human gut microbiome correlates with metabolic markers. Nature, 2013 Aug 29; 500(7464): 541-6.

Lepage P. et al.: A metagenomic insight into our gut's microbiome. Gut, 2013 Jan; 62(1): 146-58.

Lessa F.C. et al. : Current status of *Clostridium difficile* infection epidemiology. Clin Infect Dis, 2012 Aug; 55 Suppl 2: S65-70.

Ley R.E. et al.: Microbial ecology: human gut microbes associated with obesity. Nature, 2006; 444: 1022-1023.

Lisker R. et al.: Lactase and placebo in the management of the irritable bowel syndrome: a double-blind, cross-over study. Am J Gastroenterol, 1989; 84: 756-762.

Lohi S. et al.: Increasing prevalence of celiac disease over time. Aliment Pharmacol Ther, 2007; 26: 1217-25.

Louie T.J. et al.: Fidaxomicin versus vancomycin for *Clostridium difficile* infection. N Engl J Med, 2011; 364: 422-31.

Mahid S.S. et al.: Smoking and inflammatory bowel disease: a meta analysis. Mayo Clin Proc, 2006; 81: 1462-71.

McFarland L.V.: Alternative treatments for *Clostridium difficile* disease: what really works? J Med Microbiol, 2005; 54: 101-11.

Moayyedi P. et al.: The efficacy of probiotics in the treatment of irritable bowel syndrome: a systematic review. Gut, 2010; 59: 325-332.

Mondot S. et al.: The human gut microbiome and its dysfunctions. Dig Dis, 2013; 31(3-4): 278-85.

Morgan X.C. et al.: Dysfunction of the intestinal microbiome in inflammatory bowel disease and treatment. Genome Biol, 2012 Apr 16; 13: R79.

Mustalahti K. et al.: The prevalence of celiac disease in Europe: results of a centralized, international mass screening project. Ann Med, 2010; 42: 587-95.

Ng S.C. et al.: Geographical variability and environmental risk factors in inflammatory bowel disease. Epidemiology and Natural History Task Force of the International Organization of Inflammatory Bowel Disease (IOIBD). Gut, 2013; 62(4): 630-49.

Nwaru B.I. et al.: The epidemiology of food allergy in Europe: a systematic review and meta-analysis. Allergy, 2013 Nov 11.

Ong D.K. et al.: Manipulation of dietary short chain carbohydrates alters the pattern of gas production and genesis of symptoms in irritable bowel syndrome. J Gastroenterol Hepatol, 2010; 25: 1366-1373.

Ordás I. et al.: Ulcerative colitis. Lancet, 2012; 380: 1606-19.

Ott S.J. et al.: Reduction in diversity of the colonic mucosa associated bacterial microflora in patients with active inflammatory bowel disease. Gut, 2004; 53: 685-93.

Palmer C. et al.: Development of the human infant intestinal microbiota. PLoS Biol, 2007 Jul; 5(7): e177.

Parker T.J. et al.: Irritable bowel syndrome: is the search for lactose intolerance justified? Eur J Gastroenterol Hepatol, 2001; 13: 219-225.

Qin J. et al.: A human gut microbial gene catalogue established by metagenomic sequencing. Nature, 2010; 464: 59-65.

Rambaud J.C. et al.: Flore microbienne intestinale – physiologie et pathologies digestives. Ed John Libbey, 2004.

Raoult D.: Human microbiome: take-home lesson on growth promoters? Nature, 2008; 454: 690-691.

Raoult D.: Obesity pandemics and the modification of digestive bacterial flora. Eur J Clin Microbiol Infect Dis, 2008; 27: 631-634.

Reijasse D. et al.: Traitement médical de l'entérite radique chronique. Gastroentérol Clin et Biol, 2002; 26(8): 686-695.

Ridaura V.K. et al.: Gut microbiota from twins discordant for obesity modulate metabolism in mice. Science, 2013 Sep 6; 341(6150): 1241214.

Saito Y.A. et al.: Diet and functional gastrointestinal disorders: a population-based case-control study. Am J Gastroenterol, 2005; 100: 2743-2748.

Sandler R.H. et al.: Short-term benefit from oral vancomycin treatment of regressive-onset autism. J Child Neurol, 2000; 15: 429-35.

Shepherd S.J. et al.: Dietary triggers of abdominal symptoms in patients with irritable bowel syndrome: randomized placebo-controlled evidence. Clin Gastroenterol Hepatol, 2008; 6: 765-771.

Simren M. et al.: Food-related gastrointestinal symptoms in the irritable bowel syndrome. Digestion, 2001; 63: 108-115.

Smits L.P. et al.: Therapeutic Potential of Fecal Microbiota Transplantation. Gastroenterology, 2013 Sep 6.

Spiller R. et al.: Guidelines on the irritable bowel syndrome: mechanisms and practical management. Gut, 2007; 56: 1770-1798.

Staudacher H.M. et al.: Comparison of symptom response following advice for a diet low in fermentable carbohydrates (FODMAPs) versus standard dietary advice in patients with irritable bowel syndrome. J Hum Nutr Diet, 2011; 10-277X.

Staudacher H.M. et al.: Fermentable carbohydrate restriction reduces luminal bifidobacteria and gastrointestinal symptoms in patients with irritable bowel syndrome. J Nutr, 2012; 142: 1510-1518.

Turnbaugh P.J. et al.: An obesity-associated gut microbiome with increased capacity for energy harvest. Nature, 2006 Dec 21; 444(7122): 1027-31.

Turnbaugh P.J. et al.: A core gut microbiome in obese and lean twins. Nature, 2009 Jan 22; 457(7228): 480-4.

Tvede M., Rask-Madsen J.: Bacteriotherapy for chronic relapsing *Clostridium difficile* diarrhoea in six patients. Lancet, 1989 May 27; 1: 1156-60.

Van Nood E. et al.: Duodenal infusion of donor feces for recurrent *Clostridium difficile.* N Engl J Med, 2013; 368: 407-15.

Vanderhoof J.A., Young R.: Probiotics in the United States. Clin Infect Dis, 2008; 46 Suppl 2: S67-S72.

Vrieze A.: Metabolic effects of transplanting gut microbiota from lean donors to subjects with metabolic syndrome. Gastroenterology, 2012; 143(4): 913-916.

Webb A.N. et al.: Hypnotherapy for treatment of irritable bowel syndrome. Cochrane Database Syst Rev, 2007; 17.CD005110.

White E. et al.: VITamins And Lifestyle cohort study: study design and characteristics of supplement users. Am J Epidemiol, 2004; 159(1): 83-93.

Whorwell P.J. et al.: Efficacy of an encapsulated probiotic *Bifidobacterium infantis* 35624 in women with irritable bowel syndrome. Am J Gastroenterol, 2006; 101: 1581-1590.

Wrzosek L. et al.: *Bacteroides thetaiotaomicron* and *Faecalibacterium prausnitzii* influence the production of mucus glycans and the development of goblet cells in the colonic epithelium of a gnotobiotic model rodent. BMC Biol, 2013 May 21; 11: 61.

Zhang F. et al.: Should we standardize the 1,700-year-old fecal microbiota transplantation? Am J Gastro, 2012; 107(11): 1755-6.

SITES WEB

http://www.anses.fr/ Saisine n° 2006-SA-0359, ANC AG. *Actualisation des apports nutritionnels conseillés pour les acides gras.* Comité d'experts spécialisé nutrition humaine. Mai 2011.

Quelles recherches d'anticorps prescrire dans la maladie cœliaque ? Haute Autorité de santé 2008 (http://www.has-sante.fr/).

http://www.roche.fr/home/recherche/domaines_therapeutiques/cardio_metabolisme/enquete_nationale_obepi_2012.html

http://www.plan-cancer.gouv.fr/

www.e-cancer.fr

http://www.euro.who.int/hepa

http://ec.europa.eu/health/nutrition_physical_activity/platform/index_fr.htm

www.bougezautrement.gouv.fr

www.mouveat.com

http://www.inpes.sante.fr/CFESBases/catalogue/pdf/715.pdf

http://www.inpes.sante.fr/index2.asp?page=70000/cp/10/cp101130.asp

http://www.inpes.sante.fr/icaps/

http://www.inpes.sante.fr/index2.asp?page=CFESBases/catalogue/detaildoc.asp?numfiche=1378

LISTE DE QUELQUES ASSOCIATIONS DE MALADES

• **Intolérance au gluten**

Afdiag (Association française des intolérants au gluten) : organisation de colloques, rencontres régulières mais aussi informations, conseils pratiques et recettes.

15, rue de Hauteville, 75010 Paris – Tél. : 01 56 08 08 22 – Fax : 01 56 08 08 42

Courriel : afdiag@yahoo.fr

http://www.afdiag.fr/

• **Maladies rares**

Orphanet est le portail de référence sur les maladies rares et les médicaments orphelins. Ce site est ouvert à tous. Son but est de contribuer à améliorer le diagnostic, la prise en charge et le traitement des maladies rares. « L'objectif d'Orphanet est de fournir de l'information sur les maladies rares aux professionnels de santé, aux malades et à leur entourage, afin d'améliorer le diagnostic, le traitement et la prise en charge de ces maladies. L'information d'Orphanet n'est pas destinée à remplacer le recours à un professionnel de santé. »

À savoir : Orphanet est mené par un consortium d'une quarantaine de pays et coordonné par une équipe française de l'Inserm.

www.orpha.net/

• **La vie par un fil**

La vie par un fil est une association « loi 1901 » qui vise à aider les enfants atteints de graves maladies ou de malformations digestives nécessitant une nutrition artificielle.

http://lavieparunfil.com/

• **Le Groupe miam-miam**

« Réunir des parents et des soignants, toutes fonctions confondues, afin de partager, d'échanger des expériences, des connaissances, des outils sur les troubles de l'oralité des enfants en nutrition artificielle. »

http://www.groupe-miam-miam.fr/

• **Maladies inflammatoires de l'intestin : MICI, RCH, maladie de Crohn**

AFA, Association François-Aupetit dédiée aux maladies inflammatoires chroniques intestinales (MICI), à la maladie de Crohn et à la recto-colite hémorragique.

www.afa.asso.fr/

• **Pseudo-obstruction intestinale chronique (POIC)**

Le(s) but(s) de cette association ? Apporter un soutien aux patients et à leur famille. Soutenir financièrement la recherche médicale. Faire mieux connaître cette maladie rare et orpheline aux professionnels de la santé. Informer familles et malades des progrès enregistrés dans le domaine de la recherche.

www.association-poic.fr

• **Stomisés**

Fédération des stomisés de France

Encourager l'information médicale et paramédicale pour améliorer le traitement et la réinsertion des stomisés à leur sortie de l'hôpital.

76/78, rue Balard, 75015 Paris

Tél. : 01 45 57 40 02

Courriel : contact@fsf.asso.fr

www.fsf.asso.fr

• **Syndrome de l'intestin irritable**

Association des patients souffrant du syndrome de l'intestin irritable (APSSII).http://www.apssii.org

REMERCIEMENTS

Pour commencer, je tiens à remercier Hélène Gédouin, Agnès Vidalie et leur équipe de chez Marabout d'avoir imaginé cet ouvrage. Un merci sincère à Fabienne Travers qui a su me bousculer au cours de la rédaction de ce livre et me rappeler que des informations validées scientifiquement devaient être comprises de tous et non pas seulement par quelques experts. Ensuite, je dois remercier toutes les personnes qui ont rendu possible la réalisation et l'aboutissement de ce livre :

- Les patients et leur entourage, pour leurs témoignages écrits ou oraux, leurs conseils et encouragements. Merci de m'avoir appris que, soignants et/ou personnes en bonne santé, nous devons tous écouter avant d'agir. Merci de nous montrer que l'apprentissage de la médecine et du soin sont une nécessité permanente et continue. Nous devons donc continuer à apprendre, parfois même apprendre à désapprendre pour envisager de nouveaux traitements. Mais nous devons aussi expliquer et enseigner : l'ouverture de la connaissance est devenue indispensable, aussi bien dans la relation soignant-soigné qu'avec l'ensemble des partenaires de santé.
- Les médecins et équipes soignantes – notamment du service de gastroentérologie et assistance Nutritive de l'hôpital Beaujon, dans lequel j'ai la chance de travailler au quotidien. Ces hommes et femmes emplies d'énergie ont une volonté permanente d'améliorer la qualité des soins et de mettre le patient au centre de la prise en charge.
- Isabel Gomez, qui, par ses recettes, a traduit des conseils et des mots en saveurs.

- Toutes les associations de patients qui réalisent un travail dans l'ombre inimaginable et qui sont devenues indispensables pour faire le lien entre le patient et les multiples partenaires de santé.
- Les chercheurs, qui ont la lourde tâche de travailler dans une conjoncture économique très défavorable, avec des cliniciens toujours débordés, ayant beaucoup d'idées mais très peu de temps pour échanger de manière constructive. Or ils représentent l'un des maillons indispensables pour poursuivre la quête de la compréhension des maladies fréquentes et rares, développer de nouveaux outils diagnostiques et découvrir de nouveaux axes thérapeutiques.
- Mes enfants, ma sœur, mes parents et mes amis, qui, pour une raison qui m'échappe encore, ont cru que je pouvais réaliser ce projet un peu fou, à savoir : conjuguer ma vie personnelle, ma vie professionnelle déjà si remplie, et l'accouchement de ces quelques pages.
- Enfin, certaines personnes ont participé à des moments clés, parfois sans le savoir :

  Claire et Romain, Isabel et Fabrice Dubest, Manuela et Bonifacio Gomez, Marie Lavin, Stéphanie Caudron, Suzelle Façon, John Thompson, Virginie Wietrich, Marie-France Hubineaux, Patricia Coupard, Chaki Sherazade, Hartmut Frankowski, Richard Zarzavatdjian, Katrine Noé, Olivier Corcos, Carmen Stefanesccu, Yoram Bouhnik, Xavier Treton, Vanessa Bondjemah, Alain Attar, Olivier Goulet, Virginie Colomb, Jean-Pierre Hugot, Yves Panis, Muriel Thomas, André Bado, Johanne Lebihan, Maude Legall, Camille Mayeur, Pierre-Henri Duée, Philippe Ducrotté, Jean-Marc Sabaté, Marc Bellaiche, Philippe De Saussure, Bernard Messing.

INDEX

H

I

J, L

M

T

TABLE DES MATIÈRES

Imprimé en Espagne par Liberdúplex
à Sant Llorenç d'Hortons (Barcelone)
en janvier 2019
ISBN : 978-2-501-13554-2
1089267
dépôt légal : janvier 2019